l'ECN *en* *QCM*

Victor Margelidon

l'ECN en QCM

Pneumologie

ellipses

Dans la collection l'ECN *en QCM*

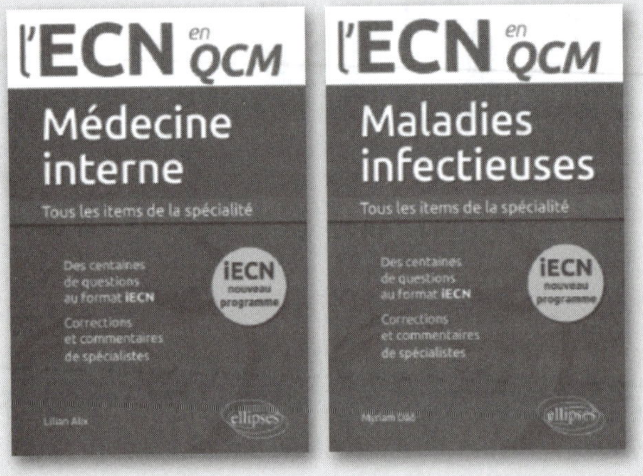

ISBN 9782340-005884

32, rue Bargue 75740 Paris cedex 15

www.editions-ellipses.fr

Sommaire

N° 73

ADDICTION AU TABAC

1. Combien y a-t-il de fumeurs en France ? (QRU)

a. 20 millions de personnes
b. 15 millions de personnes
c. 10 millions de personnes
d. 5 millions de personnes
e. 7 millions de personnes

2. Quelle molécule est responsable de l'addiction au tabac ? (QRU)

a. Goudrons
b. Nitrosamides
c. Nicotine
d. Monoxyde de carbone
e. Cadmium

3. Quel test est usuellement utilisé pour mesurer la dépendance au tabac ? (QRU)

a. Mesure du taux de monoxyde de carbone expiré
b. Questionnaire d'Epworth
c. Questionnaire DETA
d. Test de Fagerström
e. Questionnaire CAST

4. Que mesure le test de Fagerström ? (QRU)

a. Dépendance psycho-comportementale
b. Dépendance pharmacologique
c. Dépendance gestuelle
d. Sévérité des complications liées au tabagisme
e. Motivation à l'arrêt du tabac

5. Quels sont les deux éléments principaux du test de Fagerström qui permettent d'évaluer la dépendance au tabac ? (QRM)

a. Délai entre le lever et la première cigarette
b. Moment de la journée où le tabagisme est le plus intense
c. Délai moyen entre deux cigarettes
d. Nombre maximal de jours tenus sans fumer
e. Nombre de cigarettes fumées par jour

6. La mesure du CO expiré est : (QRM)

a. Directement liée au nombre de cigarettes fumées par jour
b. Est environ égale à 3 ppm chez le non-fumeur
c. Peut estimer le tabagisme grâce à la formule 3 + nombre de cigarettes fumées par jour = taux de CO expiré
d. Est un renforçateur négatif
e. Permet de s'assurer du maintien du sevrage tabagique

7. Quels traitements parmi les suivants peuvent être indiqués seuls en première intention pour l'aide au sevrage tabagique ? (QRM)

a. Soutien psychologique
b. Substitution nicotinique
c. Bupropion
d. Prise en charge psychothérapeutique cognitivo-comportementaliste
e. Varénicline

8. Parmi les propositions suivantes, quelles sont celles vraies concernant la substitution nicotinique ? (QRM)

a. Le remboursement par la sécurité sociale est à 100 %
b. La participation de la sécurité sociale est forfaitaire
c. La dose de fond est administrée soit par dispositif à libération transdermique, soit en comprimés à libération prolongé
d. Les substituts à courte durée d'action doivent être limités
e. Les dispositifs transdermiques à durée de 24 heures sont destinés aux fumeurs qui fument dès le réveil
f. Les substituts nicotiniques sont contre-indiqués pendant la grossesse

9. Quel dosage prescrirez-vous pour un patch nicotinique chez un fumeur d'un paquet de 20 cigarettes/jour afin d'initier le traitement d'aide au sevrage ? (QRU)

a. 21 mg/24 heures
b. 7 mg/24 heures
c. 45 mg/24 heures
d. 14 mg/24 heures
e. 30 mg/24 heures

10. Quel est le mode d'action de la varénicline ? (QRU)

a. Antagoniste muscarinique
b. Antagoniste adrénergique
c. Agoniste nicotinique
d. Inhibiteur de la recapture de la sérotonine
e. Agoniste dopaminergique

11. Quels sont les deux principaux effets indésirables du sevrage tabagique ? (QRM)

a. Syndrome dépressif
b. Vomissements
c. Prise de poids
d. Troubles du sommeil
e. Céphalées

Corrections

1. b

2. c

3. d

4. b

5. a, e

6. a, b, c, e

7. a, b, c, d, e

8. b, e

9. a

10. c

11. a, d

▶ N° 108

TROUBLES DU SOMMEIL DE L'ENFANT ET DE L'ADULTE

12. Quels sont parmi les signes et symptômes suivants ceux que l'on peut retrouver dans le syndrome d'apnées du sommeil ? (QRM)

a. Céphalées matinales
b. Nausées matinales
c. Sécheresse buccale
d. Pollakiurie nocturne
e. Somnolence diurne
f. Érythrose faciale
g. Hypersomnie
h. Troubles de concentration
i. Toux chronique
j. Troubles mnésiques
k. Douleurs rachidiennes
l. Ronchopathie
m. Insomnie de maintien de sommeil
n. Sensation d'étouffement nocturne

13. Quelle anomalie physiopathologique explique les céphalées et l'hypertension artérielle associées au syndrome d'apnées du sommeil ? (QRU)

a. Hyperoxémie
b. Hypercapnie
c. Hypertension intracrânienne
d. Hyperuricémie
e. Hyperlactatémie

14. **Quel est parmi les tests suivants celui utilisé en première intention pour le dépistage du syndrome d'apnées du sommeil ? (QRU)**

a. Polygraphie ventilatoire
b. Polysomnographie
c. Oxymétrie nocturne
d. Score d'Epworth
e. Gaz du sang au réveil

15. **Que mesure le score d'Epworth ? (QRU)**

a. Somnolence diurne
b. Nombre approximatif d'apnées dans une nuit
c. Durée approximative des apnées
d. Temps de sommeil moyen
e. Nombre moyen de nuits avec ronflements par mois

16. **Si le score d'Epworth s'avère positif, quel moyen diagnostic simple avez-vous à votre disposition pour vous orienter vers un syndrome d'apnées du sommeil ? (QRU)**

a. Gaz du sang au réveil
b. Polygraphie ventilatoire
c. Polysomnographie
d. Oxymétrie nocturne
e. Agenda du sommeil

17. **Quels moyens diagnostics pouvez-vous utiliser pour le diagnostic de certitude d'un syndrome d'apnées obstructives du sommeil ? (QRM)**

a. Test de maintien d'éveil
b. Test de latence d'endormissement
c. Polysomnographie
d. Polygraphie ventilatoire
e. Oxymétrie nocturne

18. Quel diagnostic s'impose si vous retrouvez sur une exploration fonctionnelle respiratoire les résultats suivants chez un patient chez qui par ailleurs vous venez de diagnostiquer déjà un syndrome d'apnées du sommeil ? (QRU).
VEMS/CVF = 0,56, VEMS = 3,8 l (soit 56 % de la norme), VEMS après administration de salbutamol en aérosol = 3,87 l (soit 57 % de la norme).

a. Syndrome restrictif
b. Syndrome d'hypoventilation-obésité
c. Overlapse syndrome
d. Troubles de diffusion
e. Insuffisance respiratoire chronique

19. Parmi les phénomènes suivants, quel est celui qui s'associe aux apnées dans l'overlapse syndrome ? (QRU)

a. Effet shunt
b. Shunt vrai
c. Hypoventilation alvéolaire
d. Syndrome restrictif
e. Expiration abdominale active

20. Parmi les pathologies suivantes, quelle est celle associée fréquemment au syndrome d'apnées du sommeil ? (QRU)

a. Syndrome métabolique
b. Syndrome restrictif
c. Insuffisance respiratoire chronique
d. Pneumopathie interstitielle
e. Asthme

21. Quel est le paramètre mesuré pour diagnostiquer un syndrome d'apnées du sommeil ? (QRU)

a. Nombre moyen de désaturations par heure
b. Saturation moyenne nocturne
c. Temps total de l'enregistrement avec une saturation < 90 %
d. Index horaire de microréveils
e. Index d'apnées/hypopnées

22. **Quel est le seuil à partir duquel on diagnostique un syndrome d'apnées du sommeil sur la base de l'index d'apnées/hypopnées ? (QRU)**

a. 5/heure
b. 10/heure
c. 15/heure
d. 20/heure
e. 30/heure

23. **À partir de quel seuil d'index d'apnées/hypopnées traite-t-on un syndrome d'apnées du sommeil ? (QRU)**

a. 10/heure
b. 20/heure
c. 30/heure
d. 40/heure
e. 50/heure

24. **Parmi les thérapeutiques suivantes, quelles sont celles qui peuvent faire partie du traitement du syndrome d'apnées du sommeil isolé ? (QRM)**

a. Réduction de la charge pondérale
b. Orthèse d'avancée mandibulaire
c. Ventilation non invasive à deux niveaux de pressions alternants
d. Appareillage en pression positive continue
e. Activité physique
f. Chirurgie

25. Quelle mesure médico-légale obligatoire devez-vous indiquer au patient chez qui vous diagnostiquez un syndrome d'apnées du sommeil ? (QRU)

a. Présentation spontanée à la commission du permis de conduire de la préfecture
b. Inscription obligatoire par le médecin à un fichier de conducteurs inaptes
c. Contre-indication à la conduite à vie
d. Port de l'appareillage lors de la conduite
e. Saisie du permis de conduire par un officier de police judiciaire

26. Quelles sont parmi les propositions suivantes les complications directes du syndrome d'apnées du sommeil ? (QRM)

a. Accident de la voie publique
b. Mort subite
c. Insuffisance ventilatoire
d. Insuffisance respiratoire chronique
e. Hypoventilation alvéolaire

27. Quels phénomènes marquent le caractère obstructif d'un syndrome d'apnées du sommeil sur un enregistrement polygraphique ? (QRM)

a. Absence de contraction des muscles abdominaux pendant l'apnée
b. Contraction des muscles abdominaux pendant l'apnée
c. Absence de sommeil paradoxal sur le tracé de l'électroencéphalogramme
d. Contraction des muscles respiratoires pendant l'apnée
e. Absence de contraction des muscles respiratoires pendant l'apnée

28. Quelle est la définition polygraphique d'une apnée ? (QRU)

a. Absence de débit nasal d'au moins 20 secondes
b. Absence de débit nasal d'au moins 10 secondes
c. Désaturation d'au moins 3 % et d'au moins 10 secondes
d. Désaturation d'au moins 3 % et d'au moins 20 secondes
e. Désaturation d'au moins 5 % et 10 secondes

29. Quels éléments répondent à la définition polygraphique d'une hypopnée ? (QRM)

a. Interruption du débit aérien nasal de moins de 5 secondes
b. Désaturation d'au moins 10 %
c. Réduction du débit aérien nasal d'au moins 50 %
d. Réduction du débit aérien de moins de 50 % associée à une désaturation d'au moins 3 %
e. Fréquence respiratoire < 9/min. pendant au moins 2 minutes

30. Quels index d'apnées/hypopnées parmi les suivants marquent un syndrome d'apnées du sommeil modéré ? (QRM)

a. 12
b. 26
c. 18
d. 35
e. 52

31. Où se situe l'obstruction du syndrome d'apnées du sommeil de l'obèse ? (QRU)

a. Voies aériennes supérieures
b. Trachée
c. Bronches principales
d. Bronches lobaires
e. Bronchioles

32. Quelles sont parmi les conditions suivantes celles qui favorisent la survenue d'un syndrome d'apnées du sommeil ? (QRM)

a. Prognathisme
b. Hypertrophie tonsillaire palatine
c. Obésité
d. Hypotrophie amygdalienne
e. Traitement par benzodiazépine
f. Acromégalie
g. Hyperthyroïdie

33. Parmi les éléments suivants, quels sont ceux qui constituent des critères de traitement par appareillage nocturne en pression positive continue ? (QRM)

a. Index d'apnées/hypopnées > 30/heure
b. Index de microréveils > 10/heure
c. Comorbidités cardio-vasculaires
d. Profession à risque
e. Index d'apnées/hypopnées > 15/heure et saturation moyenne nocturne < 90 %

34. Parmi les traitements chirurgicaux suivants, quels sont ceux qui ont un effet démontré sur les apnées du syndrome d'apnées du sommeil ? (QRM)

a. Pharyngoplastie laser
b. Radiofréquence vélaire
c. Turbinectomie
d. Chirurgie d'avancée maxillo-mandibulaire
e. Chirurgie bariatrique

35. Quels éléments font partie de la séquence de Pierre Robin ? (QRM)

a. Prognathie
b. Retrognathie
c. Fente labio-palatine
d. Fente vélo-palatine
e. Glossoptose

36. Quelle est la première cause de syndrome d'apnées du sommeil centrales de type Cheynes-Stokes ? (QRU)

a. Insuffisance ventilatoire
b. Insuffisance respiratoire chronique
c. Insuffisance cardiaque
d. Médicamenteuse
e. Lésion traumatique du tronc cérébral

37. Quel est le traitement du syndrome d'apnées du sommeil centrales hypercapnique ? (QRU)

a. Ventilation nocturne en pression positive continue
b. Ventilation non invasive à deux niveaux de pression
c. Chirurgie de réexpansion pulmonaire
d. Médicaments stimulateurs des centres respiratoires
e. Ventilation non invasive servo-assistée

38. Quel examen parmi les suivants permet de porter le diagnostic de syndrome d'hypoventilation-obésité ? (QRU)

a. Bicarbonates veineux
b. Gaz du sang artériels
c. Polygraphie ventilatoire
d. Polysomnographie
e. Oxymétrie nocturne

Corrections

12. a, c, d, e, h, j, l, m, n

13. b

14. c

15. a

16. d

17. c, d

18. c

19. c

20. a

21. e

22. a

23. c

24. a, b, d, e, f

25. a

26. a, b

27. b, d

28. b

29. c, d

30. b, c

31. a

32. b, c, e, f

33. a, b, c, d

34. d, e

35. b, c, e

36. c

37. b

38. b

N° 151

INFECTIONS BRONCHO-PULMONAIRES COMMUNAUTAIRES DE L'ADULTE ET DE L'ENFANT

39. Concernant le diagnostic de bronchite infectieuse, quelles propositions sont exactes ? (QRM)

a. Il nécessite une radiographie thoracique pour exclure une pneumopathie
b. La bronchite peut être accompagnée d'une hyperthermie
c. La toux et les douleurs à type de brûlure thoracique en sont les principaux symptômes
d. Les myxoviridae en sont les principaux pourvoyeurs
e. En cas de bronchite bactérienne, le risque de septicémie est très élevé

40. Quels sont les trois principaux germes responsables d'exacerbation infectieuse de bronchopathie chronique obstructive ? (QRM)

a. Klebsiella Pneumoniae
b. Staphylococcus Aureus
c. Streptococcus Pneumoniae
d. Streptococcus Agalactiae
e. Branhamella Catarrhalis
f. Haemophilus Influenzae

Énoncé pour les questions 41 à 44

41. **Patient de 65 ans, suivi pour une BPCO, VEMS 3,43 l (53 %). Crachats jaunes-verts depuis deux jours, toux augmentée apyrexie pas de cyanose ni signe de détresse respiratoire. Quel est le diagnostic le plus probable ? (QRU)**

a. Bronchite virale
b. Exacerbation de BPCO
c. Pneumopathie
d. Décompensation cardiaque
e. Embolie pulmonaire

42. **Quel sera votre traitement anti-infectieux ? (QRU)**

a. Amoxicilline
b. Amoxicilline + acide clavulanique
c. Levofloxacine
d. Oscltamivir
e. Aucun traitement anti-infectieux

43. **Si vous suspectez une bronchite virale, quel examen réaliserez-vous ? (QRU)**

a. Aucun
b. Radiographie thoracique
c. Prélèvement rhinopharyngé viral à but épidémiologique
d. Numération formule sanguine
e. CRP

44. **Quel traitement parmi les suivants est toujours indiqués en cas de bronchite virale ? (QRU)**

a. Corticothérapie inhalée
b. Corticothérapie orale
c. Bêta2mimétiques en aérosols
d. Drainage bronchique par kinésithérapie
e. Aucun traitement systématique

45. Homme de 23 ans. Toux depuis quelques jours, très bruyante, avec vomissements. fébricule à 37,9 °C. Lymphocytose à 8 g/l. Quel est le germe le plus probable ? (QRU)

a. Bordetella Pertussis
b. Virus Influenzae
c. VIH
d. Coxsackie virus
e. Rhinovirus
f. Haemophilus Influenzae
g. VRS

46. Quels sont les deux germes parmi les suivants réputés pour « tuer » les patients porteurs d'une pneumopathie infectieuse communautaire ? (QRM)

a. Streptococcus Pneumoniae
b. Chlamydiae Psittaci
c. Legionella Pneumophila
d. Streptococcus Aureus
e. Mycoplasma Pneumoniae
f. Klebsiella Pneumoniae

47. Au bout de quelle durée d'hospitalisation considère-t-on classiquement qu'une pneumopathie infectieuse est nosocomiale ? (QRU)

a. 12 heures
b. 24 heures
c. 48 heures
d. 4 jours
e. 5 jours

48. **Quelles propositions parmi les suivantes constituent à elles seules une indication d'hospitalisation pour la prise en charge d'une pneumopathie aiguë communautaire ? (QRM)**

a. Handicap « social » interférant avec l'administration du traitement
b. Terrain : éventuelles comorbidités (insuffisances d'organes)
c. Âge > 65 ans
d. Incertitude diagnostique
e. Pleurésie purulente
f. Antécédent de pneumopathie bactérienne et insuffisance cardiaque

49. **Parmi les signes suivants, quels sont ceux reconnus classiquement comme des facteurs de gravité suffisant pour justifier une hospitalisation ? (QRM)**

a. Tachycardie (pouls > 100/minute)
b. Fréquence respiratoire > 30/minute
c. Tension artérielle diastolique < 65 mmHg
d. Troubles de vigilance
e. Atteinte bilatérale

50. **Quels éléments parmi les suivants font partie du score CRB 65 ? (QRM)**

a. Confusion
b. Insuffisance cardiaque congestive
c. Pouls > 120/minute
d. Fréquence respiratoire > 30/minute
e. Pression artérielle moyenne < 65 mmHg

51. À quoi sert le score CRB 65 ? (QRU)

a. Évalue la gravité clinique d'une pneumopathie aiguë communautaire
b. Permet de poser l'indication de soins intensifs
c. Permet de poser l'indication d'hospitalisation
d. Permet de poser l'indication d'une évaluation de la gravité à l'hôpital
e. Permet de lister les comorbidités imposant une hospitalisation

52. Combien de critères du score CRB 65 doivent être présent pour indiquer la nécessité d'une évaluation hospitalière ? (QRU)

a. 1
b. 2
c. 3
d. 4
e. 5

53. Comment définit-on une polypnée ? (QRU)

a. Impression subjective d'étouffement
b. Fréquence respiratoire > 30/min.
c. Augmentation du volume courant
d. Diminution du volume courant et augmentation de la fréquence respiratoire
e. Pauses > 2 secondes entre chaque mouvement respiratoire

54. Quel paramètre objectif et simple permet d'affirmer une détresse respiratoire aiguë ? (QRU)

a. Fréquence respiratoire
b. Fréquence cardiaque
c. Saturation transcutanée
d. Pression artérielle partielle en oxygène
e. Tirage intercostal

55. Sur quels arguments poseriez-vous l'indication d'une assistance ventilatoire (invasive ou non invasive) lors d'une pneumopathie ? (QRM)

a. Signes de détresse respiratoire aiguë
b. PaO_2 < 55 mmHg aux gaz du sang
c. Hypercapnie
d. Respiration abdominale active
e. Balancement thoraco-abdominal

56. Quels critères parmi les suivants posent l'indication de prise en charge d'une pneumopathie en soins intensifs ? (QRM)

a. Saturation transcutanée à 87 % sous 6 l/min. d'oxygène
b. Atteinte bilatérale
c. pH = 7,20
d. Anurie
e. Thrombopénie à 80 g/l
f. Tension artérielle systolique < 90 mmHg

57. Homme de 45 ans, fumeur à 20 paquets années. Il présente un tableau de pneumopathie franche lobaire aiguë. Tension artérielle 85/48 mmHg, saturation 92 % sous 10 l/min. d'oxygène, fréquence cardiaque 143/min. Hémoculture positive à Cocci Gram positifs en chaînettes. Quels sont vos diagnostics ? (QRM)

a. Choc septique
b. Sepsis sévère
c. Septicémie
d. Pneumopathie à staphylocoque
e. Détresse respiratoire aiguë

58. Quels germes parmi les suivants à l'origine de pneumopathies nécessitent un isolement particulier ? (QRM)

a. Grippe
b. Pneumocoque
c. Légionellose
d. Coqueluche
e. Pneumopathie de la rougeole

59. À quel organisme les signalements d'infection par des germes « à déclaration obligatoire » doivent-ils être adressés ? (QRU)

a. Direction Régionale des Affaires Sanitaires et Sociales
b. Agence Régionale de Santé
c. Direction Départementale des Affaires Sanitaires et Sociales
d. Préfecture
e. Institut de Veille Sanitaire

60. Parmi les germes suivants, quels sont ceux qui, lorsqu'ils sont à l'origine d'une infection documentée, nécessitent un signalement ? (QRM)

a. Legionella pneumophila
b. Mycobacterium tuberculosis
c. Staphylococcus aureus résistant à la méticilline
d. Pneumocoque
e. Virus Influenzae

61. Quel est le mécanisme de résistance aux pénicillines du pneumocoque ? (QRU)

a. Synthèse de bêta-lactamase
b. Mutation modifiant l'affinité des pénicillines pour la protéine de liaison aux pénicillines
c. Plasmide
d. Acquisition du gène de la glycoprotéine-P
e. Synthèse d'un inhibiteur de la transpeptidase

62. Quel est le traitement de référence permettant le traitement curatif des pneumopathies à pneumocoque ? (QRU)

a. Amoxicilline 3 g/jour
b. Amoxicilline + acide clavulanique 3 g/jour
c. Levofloxacine
d. Rovamycine
e. Ticarcilline

63. **Quel est le facteur de risque majeur le plus fréquent de pneumopathie infectieuse chez l'adulte jeune ?**

a. Fausses routes
b. Tabagisme
c. Asthme
d. Immunodépression
e. Diabète

64. **Quel tableau radiologique peut-on voir sur la radiographie thoracique suivante ?**

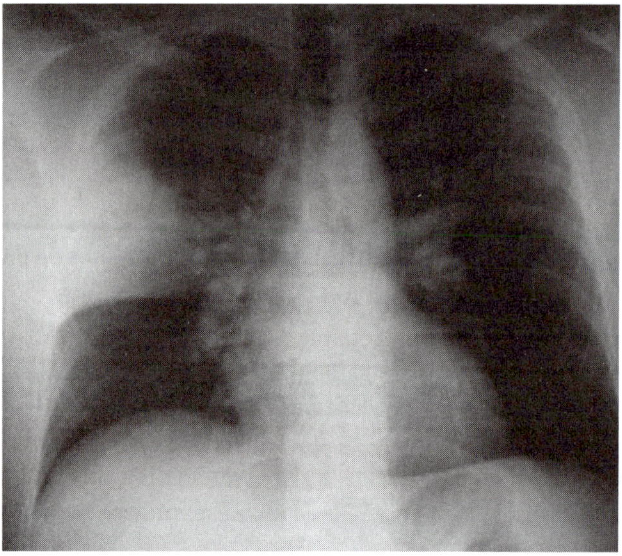

a. Pneumopathie alvéolo-interstitielle
b. Pneumopathie franche lobaire aiguë
c. Œdème aigu du poumon
d. Infarctus pulmonaire
e. Abcès pulmonaire
f. Pneumothorax gauche

65. Quelle est la localisation de l'anomalie sur la radiographie de la question précédente ? (QRU)

a. Lobe supérieur droit
b. Lobe moyen
c. Lobe inférieur gauche
d. Segment de Fowler (supérieur) du lobe inférieur droit
e. Grande scissure droite

66. Quelles anomalies auscultatoires pourriez-vous entendre en regard du foyer mis en évidence aux deux questions précédentes ? (QRM)

a. Crépitants
b. Souffle tubaire
c. Souffle pleurétique
d. Diminution du murmure vésiculaire
e. Sibilants

67. Quels éléments cliniques font partie du syndrome de condensation alvéolaire ? (QRM)

a. Souffle tubaire
b. Augmentation des vibrations vocales
c. Matité à la percussion
d. Tympanisme à la percussion
e. Diminution des vibrations vocales

68. Quelle est la lésion radiologique élémentaire d'une pneumopathie franche lobaire aiguë ? (QRU)

a. Condensation alvéolaire
b. Verre dépoli
c. Réticulations
d. Micronodules
e. Nodules

69. **Quelles sont les caractéristiques radiologiques d'une condensation alvéolaire infectieuse ? (QRM)**

a. Opacité systématisée
b. Opacité non systématisée
c. Opacité rétractile
d. Contours flous
e. Bronchogramme aérique

Énoncé pour les questions 70 et 71

Patient de 29 ans, joueur de rugby. Épidémie de toux et fièvre dans l'équipe depuis 3 jours. La radiographie thoracique est la suivante :

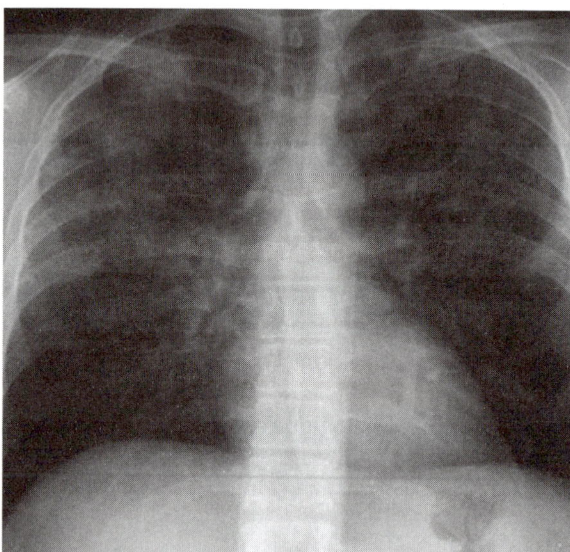

70. **Quel est le tableau radiologique ? (QRU)**

a. Pneumopathie alévolo-interstitielle bilatérale
b. Pneumopathie franche lobaire aiguë
c. Scissurite
d. Atélectasie basale droite
e. Œdème aigu pulmonaire

71. Concernant le tableau clinico-radiologique de la question précédente, quel est parmi les germes suivants le plus probable ? (QRU)

a. Pneumocoque
b. Staphylocoques
c. Germes anaérobies
d. Aspergillus fumigatus
e. Mycoplasma pneumoniae

72. Quel est le diagnostic radiologique associé à la radiographie ci-dessous ? (QRU)

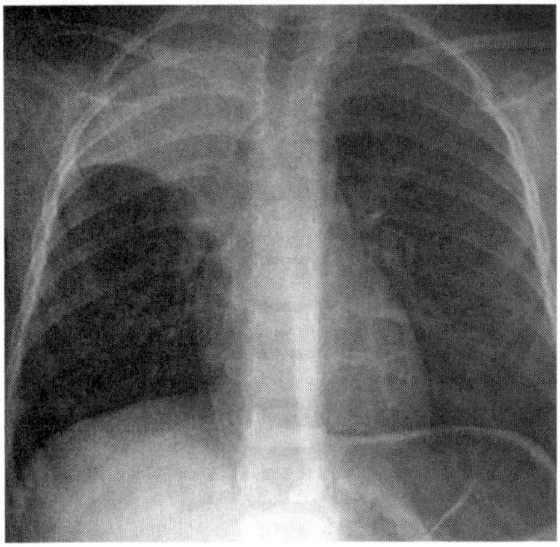

a. Pneumopathie lobaire supérieure gauche
b. Masse lobaire supérieure gauche
c. Pleurésie enkystée supérieure gauche
d. Adénopathie hilaire gauche
e. Atélectasie lobaire supérieure gauche

73. Quelles sont les caractéristiques radiologiques d'une atélectasie ? (QRM)

a. Condensations alvéolaires
b. Opacité non systématisée
c. Opacité systématisée
d. Bronchogramme aérique
e. Attraction du médiastin

74. **Quelles sont parmi les caractéristiques radio-cliniques suivantes celles que l'on retrouve fréquemment dans les pneumopathies à germes atypiques ? (QRM)**

a. Atteinte bilatérale
b. Prodromes à type d'infection des voies aériennes supérieures
c. Pas de manifestations extra-respiratoires
d. Contexte épidémique
e. Exposition aux oiseaux

75. **Devant un tableau de pneumopathie interstitielle aiguë, quels sont les deux diagnostics qu'il ne faut pas oublier d'évoquer en cas d'exposition aux oiseaux ? (QRM)**

a. Pneumopathie d'hypersensibilité
b. Aspergillose
c. Histiocytose
d. Psittacose
e. Pneumocystose

76. **Parmi les germes suivants, quels sont ceux des pneumopathies dites « à germes atypiques » ? (QRM)**

a. Anaérobies
b. Klebsiella pneumoniae
c. Aspergillus fumigatus
d. Mycoplasma pneumoniae
e. Chlamydiae pneumoniae

77. **Quels sont parmi les éléments suivants ceux compatibles avec le tableau d'épanchement pleural parapneumonique ? (QRM)**

a. Transsudat
b. Exsudat
c. Formule à prédominance de polynucléaires altérés
d. Liquide pleural trouble purulent
e. Rapport protéines pleurales/sanguine > 0,5

78. En cas de pleuropneumopathie avec un épanchement parapneumonique, la prise en charge de première intention repose sur : (QRM)

a. Le drainage chirurgical
b. Le lavage pleural
c. Le talcage pleural
d. L'antibiothérapie adaptée
e. La kinésithérapie respiratoire

79. Pour quelle raison physiopathologique faut-il évacuer les épanchements pleuraux exsudatifs parapneumoniques bien tolérés persistants malgré le traitement ? (QRU)

a. Risque de cloisonnement
b. Perte de compliance du parenchyme pulmonaire
c. Risque de fibrose pulmonaire
d. Risque de mésothéliome
e. Compressions vasculaires par augmentation de la pression intrathoracique

80. Parmi les affirmations suivantes concernant la légionellose, quelles sont celles exactes ? (QRM)

a. Le tableau radio-clinique est souvent bilatéral et sévère
b. Il s'agit d'une maladie à déclaration obligatoire
c. Le diabète est un facteur de risque
d. La splénectomie est un facteur de risque
e. La légionelle n'est pas sensible aux bêta-lactamines

81. Quelles manifestations clinico-biologiques rencontre-t-on régulièrement dans la légionellose ? (QRM)

a. Hyponatrémie
b. Pouls dissocié
c. Douleurs abdominales
d. Pancréatite
e. Myalgies
f. Cytolyse hépatique

82. Parmi les conditions suivantes, quelles sont celles susceptibles de favoriser une pneumopathie à pneumocoque ? (QRM)

a. Splénectomie
b. Déficits de l'immunité cellulaire
c. Cirrhose
d. Syndrome néphrotique
e. Drépanocytose

83. Quel vaccin devez-vous proposer à toute personne à distance d'une pneumopathie à pneumocoque ? (QRU)

a. Anti-grippal
b. Anti-pneumococcique heptavalent
c. Anti-pneumococcique 13 valences
d. Anti-pneumococcique 23 valences
e. Vaccination anti-coqueluche

84. En cas de pneumopathie à pneumocoque avec bactériémie authentifiée, *a fortiori* chez un sujet jeune, quel examen recherchant un déficit immunitaire devez-vous faire réaliser ? (QRU)

a. Exploration du complément (CH50, C3, C4)
b. Dosage pondéral des immunoglobulines
c. Phénotypage lymphocytaire
d. Test au nitro-bleu de tétrazolium
e. Électrophorèse des protéines sériques

85. Après quel intervalle de temps faut-il renouveler la vaccination anti-pneumococcique ? (QRU)

a. 2 ans
b. 3 ans
c. 5 ans
d. 7 ans
e. 10 ans

86. Quelles sont les caractéristiques de la transmission de Legionella pneumophila ? (QRM)

a. Interhumaine
b. Orofécale
c. Contact direct
d. Aérienne
e. Réservoirs : zones d'eau chaude stagnante

87. Quels moyens parmi les suivants permettent de diagnostiquer une légionellose ? (QRM)

a. Antigénurie
b. ECBC
c. Aspiration bronchique
d. Lavage bronchiolo-alvéolaire
e. Hémoculture

88. Quelles sont les affirmations vraies concernant l'antigénurie légionelle ? (QRM)

a. Elle ne détecte que la légionelle de sérotype 1
b. Elle détecte tous les sérotypes sauf le type 1
c. Le test est positif avant le début des symptômes
d. La positivité persiste même après traitement pendant 2 mois
e. C'est un test de seconde intention

89. Quels examens complémentaires parmi les suivants font partie du bilan d'évaluation diagnostic minimal d'une pneumopathie aiguë communautaire non grave chez un patient hospitalisé ? (QRM)

a. Antigénurie pneumocoque
b. ECBC
c. Aspiration bronchique fibroscopique
d. Scanner thoracique
e. Gaz du sang artériels

90. Quels examens complémentaires parmi les suivants font selon vous systématiquement partie du bilan d'évaluation diagnostique minimal d'une pneumopathie aiguë communautaire grave prise en charge en réanimation ? (QRM)

a. Antigénurie pneumocoque
b. Antigénurie légionnelle
c. Fibroscopie bronchique avec prélèvements bactériologiques
d. Thoracoscopie
e. Exploration fonctionnelle respiratoire

91. Dans quelles situations la recherche de l'antigénurie pneumocoque est-elle indiquée ? (QRM)

a. Pneumopathie aiguë communautaire grave
b. Pneumopathie aiguë communautaire hospitalisée
c. Pneumopathie aiguë communautaire non grave
d. Pneumopathie aiguë communautaire traitée en ambulatoire
e. Pneumopathie aiguë communautaire hospitalisée chez un patient BPCO

92. Quelle complication émaille régulièrement l'évolution des pneumopathies grippales graves ? (QRU)

a. Embolie pulmonaire
b. Œdème pulmonaire aigu cardiogénique
c. Syndrome de détresse respiratoire aigu
d. Pneumothorax
e. Pleurésie surinfectée

93. Parmi les virus suivants, quels sont ceux pneumotropes pouvant être responsables de pneumopathies virales ? (QRM)

a. Virus de la rougeole
b. Virus VZV (virus de la varicelle et du zona)
c. Calicivirus
d. HPV (papilloma virus humain)
e. Adénovirus

94. Quelle complication faut-il anticiper au décours d'une pneumopathie grippale ? (QRU)

a. Embolie pulmonaire
b. Pneumopathie aiguë communautaire post-grippale
c. Pleurésie
d. Pneumothorax
e. Encéphalite post-grippale

95. Quel germe sécréteur de la toxine de Panton-Valentine (ou leucocidine) faut-il redouter lors des surinfections post-grippales ? (QRU)

a. Staphylocoque
b. Pneumocoque
c. Klebsiella pneumoniae
d. Entérocoque
e. Pseudomonas aeruginosa

96. **Homme de 45 ans, SDF, admis aux urgences pour altération de l'état général. Hyperthermie 38,2 °C, crachats purulents depuis 3 semaines et nauséabonds. Douleur basithoracique gauche. La radiographie et le scanner thoracique sont ci-dessous. Quel est le diagnostic le plus probable ? (QRU)**

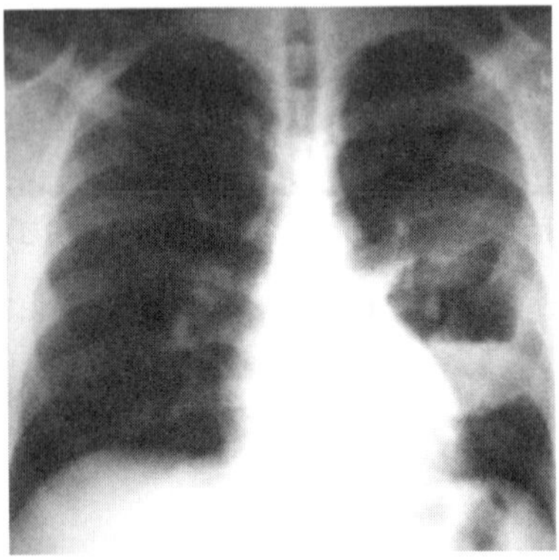

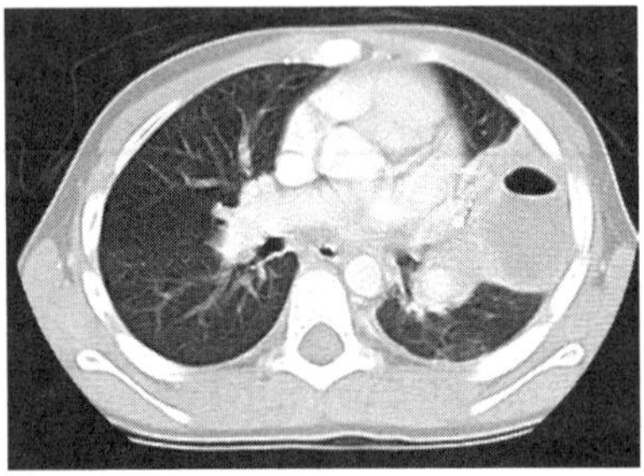

a. Tuberculose
b. Abcès pulmonaire
c. Carcinome à petites cellules
d. Pneumothorax bridé
e. Infarctus pulmonaire

97. **Quels sont les germes les plus fréquemment impliqués dans les pneumopathies abcédées ? (QRM)**

a. Staphylocoque doré
b. Anaérobies
c. Entérocoque
d. Klebsiella pneumoniae
e. Streptococcus agalactiae

98. Quels germes fongiques ne devez-vous pas oublier d'évoquer en cas de pneumopathie de retour de voyage à l'étranger ? (QRM)

a. Histioplasmose
b. Cryptococcose
c. Blastomycose
d. Isosporose
e. Coccidioidomycose

99. Quelle est la durée de l'antibiothérapie des pneumopathies aiguës communautaires non compliquées ? (QRU)

a. 5 jours
b. 10 jours
c. 20 jours
d. 1 mois
e. 6 semaines

100. Quelles sont parmi les propositions suivantes les contre-indications à un traitement par fluoroquinolone anti-pneumococcique ? (QRM)

a. Traitement par fluoroquinolone il y a moins de 3 mois
b. Antécédent de réaction d'hypersensibilité
c. Grossesse
d. Allaitement
e. Déficit en G6PD (glucose-6-phosphate déhydrogénase)

101. Patient de 38 ans, pas d'antécédent, 10 paquets-années. Il présente un tableau de pneumopathie franche lobaire aiguë et est traité en ambulatoire. Quelles sont parmi les suivantes les antibiothérapies adaptées en première intention ? (QRU)

a. Amoxicilline
b. Amoxicilline + acide clavulanique
c. Moxifloxacine
d. Ceftriaxone
e. Rovamycine

102. **Patient de 38 ans, pas d'antécédent, 10 paquets-années. Il présente un tableau de pneumopathie franche lobaire aiguë et est traité en hospitalisation. Quelles sont parmi les suivantes les antibiothérapies adaptées en première intention ? (QRM)**

a. Amoxicilline
b. Amoxicilline + acide clavulanique
c. Moxifloxacine
d. Ceftriaxone
e. Pristinamycine

103. **Patient de 52 ans, bronchopathie chronique obstructive GOLD II, 40 paquets-années. Il présente un tableau de pneumopathie franche lobaire aiguë et est traité en hospitalisation. Quelles sont parmi les suivantes les antibiothérapies adaptées en première intention ? (QRM)**

a. Amoxicilline
b. Amoxicilline + acide clavulanique
c. Levofloxacine
d. Ceftriaxone
e. Pristinamycine

104. **Quelle est l'antibiothérapie de première intention parmi les suivantes en cas de suspicion de pneumopathie à germes atypiques traitée en ambulatoire ? (QRU)**

a. Rovamycine
b. Levofloxacine
c. Ceftriaxone
d. Doxycycline
e. Clindamycine

105. Patient de 38 ans, pas d'antécédent, 10 paquets-années. Il présente un tableau de pneumopathie bilatérale hypoxémiante communautaire. Il est pris en charge en réanimation. Quelles sont parmi les suivantes les antibiothérapies adaptées en première intention ? (QRU)

a. Rovamycine
b. Levofloxacine
c. Ceftriaxone
d. Ceftriaxone et levofloxacine
e. Rovamycine et levofloxacine

106. Patient de 38 ans, pas d'antécédent, 10 paquets-années. Il présente un tableau de pneumopathie franche lobaire aiguë et est traité en ambulatoire, toujours hyperthermique après 4 jours d'amoxicilline 3 g/jour *per os*. Quelles sont parmi les suivantes les antibiothérapies adaptées sachant que le patient va bien et reste traité en ambulatoire ? (QRM)

a. Amoxicilline + acide clavulanique
b. Rovamycine seule
c. Ceftriaxone seule
d. Levofloxacine seule
e. Pristinamycine seule

107. Patient de 25 ans, atteint de mucoviscidose et hospitalisé pour tableau de pneumopathie après un épisode de surinfection bronchique traînant traité en ambulatoire par augmentin. Quel germe devez-vous suspecter ? (QRU)

a. Pneumocoque
b. Haemophilus influenzae
c. Pseudomonas aeruginosa
d. Staphylocoque doré
e. Branhamella catarhallis
f. Chlamydia pneumoniae

108. **Quelle est l'antibiothérapie efficace concernant le tableau décrit à la question précédente ? (QRM)**

a. Ceftriaxone
b. Céfépime et amoxicilline + acide clavulanique
c. Céfépime et ciprofloxacine
d. Pipéracilline/tazobactam et ciprofloxacine
e. Lévofloxacine et Rovamycine

109. **Un patient de 37 ans, non-fumeur, chauffagiste présente une toux et une douleur basithoracique droite depuis 24 heures ainsi qu'une hyperthermie 38,9 °C. Il ne présente pas de signe de gravité clinique. Bilan biologique : NF normale, CRP 306 mg/l, bilan hépatique ALAT 3 N, ASAT 2 N, ionogramme Na + 125 mEq/l, K + 4,2 mEq/l. Quel est le diagnostic le plus probable ? (QRU)**

a. Tuberculose
b. Pneumopathie grippale
c. Pneumopathie à pneumocoque
d. Pneumopathie abcédée
e. Légionellose

110. **Concernant le tableau décrit à la question précédente, sachant qu'il n'y a pas de signe de gravité clinique mais que le patient est hospitalisé dans un service de médecine conventionnel, quelle est d'après vous l'antibiothérapie la plus adaptée ? (QRU)**

a. Rovamycine seule *per os*
b. Ceftriaxone intraveineuse
c. Amoxicilline + acide clavulanique et Rovamycine
d. Lévofloxacine seule
e. Lévofloxacine et Rovamycine

111. Si le tableau décrit à la question 109 présentait des caractères de gravité orientant la prise en charge du patient en réanimation, quelles antibiothérapies parmi les suivantes vous paraitraient alors adaptées ? (QRM)

a. Lévofloxacine seule
b. Pipéracilline/tazobactam et ciprofloxacine
c. Lévofloxacine et rifampicine
d. Lévofloxacine et Rovamycine
e. Ertapénème et lévofloxacine

112. Quelles sont les deux antibiothérapies actives sur le staphylocoque indiquées en cas de pneumopathie bactérienne post-grippale ? (QRM)

a. Amoxicilline seule
b. Amoxicilline + acide clavulanique
c. Amoxicilline + métronidazole
d. Pristinamycine
e. Métronidazole

113. Quelles antibiothérapies parmi les suivantes couvrant le spectre des germes anaérobies qu'on retrouve à la fois dans les pneumopathies d'inhalation et dans les pneumopathies abcédées sont adaptées au traitement de ces deux pathologies ? (QRM)

a. Métronidazole seul
b. Amoxicilline
c. Amoxicilline + acide clavulanique
d. Amoxicilline + acide clavulanique + métronidazole
e. Ceftriaxone
f. Ceftriaxone + métronidazole

114. Parmi les durées d'intubation suivantes d'un patient en réanimation, lesquels sont compatibles avec le caractère tardif d'une pneumopathie acquise sous ventilation mécanique ? (QRM)

a. 2 jours
b. 3 jours
c. 4 jours
d. 8 jours
e. 10 jours

114 bis. Parmi les germes suivants, lesquels sont retrouvés dans une pneumopathie acquise sous ventilation mécanique plutôt tardive que précoce ? (QRM)

a. Pneumocoque
b. Entérobactérie porteuse de bêta-lactamase à spectre étendu
c. Pseudomonas aeruginosa
d. Staphylocoque doré méti-sensible
e. Citrobacter freudii

115. Quels sont les deux risques majeurs des pneumonies bactériennes chez le sujet neutropénique ? (QRM)

a. Pneumothorax
b. Sepsis sévère
c. Embolie pulmonaire
d. Pleurésie purulente
e. Syndrome de détresse respiratoire aiguë

116. Quel germe doit-on craindre en cas de pneumopathie survenant après 10 jours de neutropénie ? (QRU) ?

a. Pneumocystis jirovecii
b. Aspergillus fumigatus
c. Isospora belli
d. Pseudomonas aeruginosa
e. Staphylocoque doré résistant à la méticilline

Énoncé pour questions 117 à 120

Un patient de 27 ans, sans antécédent, non-fumeur est admis aux urgences pour dyspnée depuis quelques jours persistante et s'aggravant progressivement dans un contexte d'altération de l'état général depuis 1 mois. Gaz du sang : PaO_2 61 mmHg en air ambiant. Il confesse des rapports sexuels non protégés. Radiographie thoracique ci-dessous.

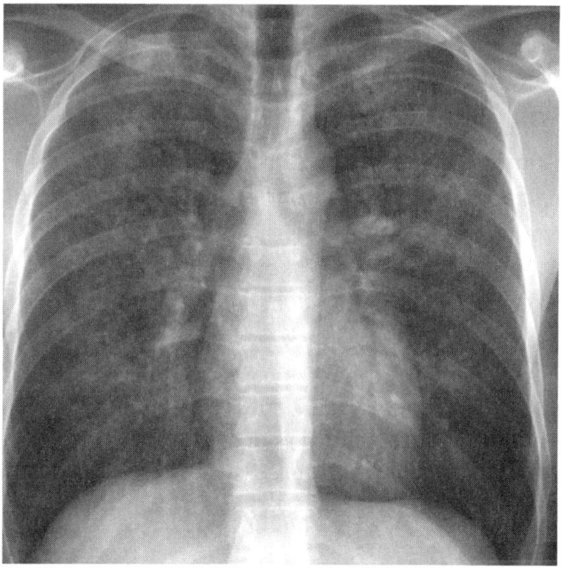

117. Quel est le diagnostic le plus probable ? (QRU)

a. Pneumocystose
b. Aspergillose
c. Tuberculose
d. Pneumopathie à pneumocoque
e. Légionellose

118. **Quel est le moyen le plus rentable de confirmer le diagnostic évoqué à la question précédente ? (QRU)**

a. ECBC
b. Hémoculture
c. Aspiration bronchique
d. Lavage bronchiolo-alvéolaire
e. Scanner thoracique

119. **Le diagnostic suspecté à la question 117 est confirmé. Quels éléments parmi les suivants feront partie du traitement de première intention compte tenu de la présentation clinique ? (QRM)**

a. Pentamidine en aérosols
b. Triméthoprime-sulfaméthoxazole (20 et 100 mg/kg/jour)
c. Sulfadiazine-pyriméthamine (100 et 20 mg/kg/jour)
d. Voriconazole (200 mg/jour)
e. Métronidazole (1 500 mg/jour)
f. Corticothérapie systémique
g. Déclaration obligatoire
h. Isolement respiratoire type gouttelettes

120. **La sérologie VIH est positive pour ce patient. À partir de quel seuil de lymphocytes CD4 considère-t-on que le risque de pneumocystose est augmenté chez un sujet VIH + ? (QRU)**

a. 50
b. 100
c. 200
d. 500
e. 700

121. Quel est le traitement parmi les suivants utilisé en première intention pour la prophylaxie primaire de la pneumocystose chez un sujet VIH + ? (QRU)

a. Atovaquone
b. Pentamidine
c. Sulfaméthoxazole-triméthoprime
d. Sulfadiaziazine-pyriméthamine
e. Métronidazole

122. Parmi les atteintes infectieuses pulmonaires suivantes quelles sont celles que l'on rencontre plus spécifiquement chez les sujets infectés par le VIH ? (QRM)

a. Pneumopathie à VIH
b. Pneumopathie à CMV
c. Aspergillose
d. Mycobacteriose atypique
e. Tuberculose

Corrections

39. b, c

40. c, e, f

41. b

42. a

43. a

44. e

45. a

46. ac

47. c

48. a, b, d, e, f

49. b, d, e

50. a, d

51. d

52. a

53. d

54. a

55. a, c, e

56. a, b, c, d, e, f

57. b, c

58. a, d, e

59. b

60. a, b

61. b

62. a

63. b

64. b

65. a

66. a, b, d

67. a, b, c

68. a

69. a, d, e

70. a

71. e

72. e

73. a, c, e

74. a, b, d

75. a, d

76. d, e

77. b, e

78. d, e

79. b

80. a, b, c, e

81. a, b, c, e, f

82. a, c, d, e

83. d

84. a

85. c

86. d, e

87. a, b, c, d, e

88. a, d

89. b, e

90. a, b, c

91. a, e

92. c

93. a, b, e

94. b

95. a

96. b

97. a, b, d

98. a, c, e

99. b

100. a, b, c, d, e

101. a

102. a, d, e

103. b, c, d, e

104. a

105. d

106. b, d, e

107. c

108. c, d

109. e

110. a

111. c, d

112. b, d

113. c, f

114. d, e

114.bis b, c

115. b, e

116. b

117. a

118. d

119. b, f

120. c

121. c

122. a, b, d, e

▶ N° 155

TUBERCULOSE DE L'ADULTE ET DE L'ENFANT

123. Quelles régions en France constituent des zones d'endémie tuberculeuse ? (QRM)

a. Guyane
b. Nouvelle-Calédonie
c. Ile-de-France
d. Nord-Pas-de-Calais
e. Lorraine

124. Homme de 23 ans, Parisien, originaire du Sénégal, asymptomatique. Intra-dermo-réaction tuberculinique de 14 mm sans antécédent de vaccination dans l'enfance. Radiographie thoracique :

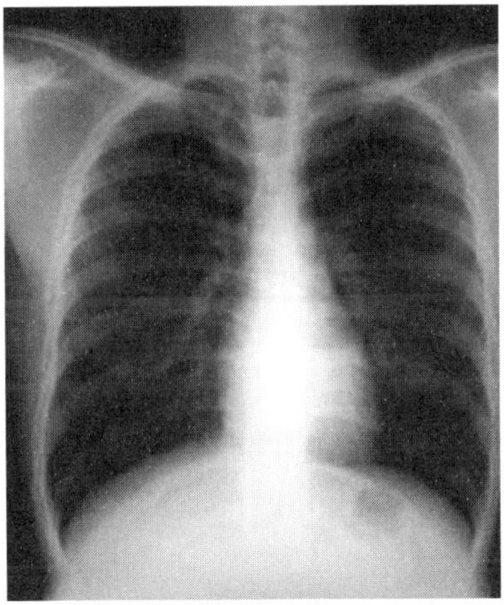

Quels termes parmi les suivants correspondent à la description de cette présentation clinique ? (QRM)

a. Primo-infection tuberculeuse
b. Infection tuberculeuse latente
c. Infection tuberculeuse patente
d. Faux positif
e. Tuberculose maladie pulmonaire

125. Quelle est la lésion histologique élémentaire de la tuberculose maladie ? (QRU)

a. Plasmocytome avec nécrose fibrinoïde calcifiée
b. Granulome giganto-cellulaire et épithéloïde sans nécrose caséeuse
c. Cavernome sans nécrose firbinoïde
d. Granulome giganto-cellulaire et épéithloïde avec nécrose caséeuse
e. Mycobacteriome avec nécrose caséeuse

126. Quelle est la polarisation de la réaction immunitaire acquise adaptée contre la tuberculose ? (QRU)

a. Th0
b. Th2
c. Th17
d. Th6
e. Th11

127. Concernant la physiopathologie de la primo-infection tuberculeuse, quelles propositions parmi les suivantes sont exactes ? (QRU)

a. Les mycobactéries sont phagocytées par les polynucléaires neutrophiles alvéolaires dans lesquels ils se multiplient
b. Le foyer primaire est constitué de quelques bacilles infectants alévolaires phagocytés
c. Le mode de dissémination à partir du foyer primaire est hématogène
d. Le complexe primaire (le foyer primaire et son adénopathie satellite) marquent l'entrée dans la tuberculose maladie
e. L'infection tuberculeuse latente peut parfois s'accompagner de symptômes

128. Parmi les signes suivants, quels sont ceux qu'on peut parfois observer en cas de primo-infection tuberculeuse sans tuberculose maladie ? (QRM)

a. Toux
b. Vomique
c. Érythème noueux
d. Syndrome occulo-uretro-synovial
e. Syndrome de glomérulonéphrite aiguë

129. Quel est le nom du syndrome réalisant une atélectasie du segment de Fowler par compression extrinsèque de la bronche de Nelson par une adénopathie tuberculeuse ? (QRU)

a. Syndrome de Broke
b. Syndrome de Nelson
c. Syndrome de Fowler
d. Syndrome de MacLeod
e. Syndrome de Guérin

130. **Au bout de quel délai la moitié des patients primo-infectés par le Mycobacterium tuberculosis ont-ils développé une tuberculose maladie ? (QRU)**

a. 3 mois
b. 6 mois
c. 1 an
d. 2 ans
e. 5 ans

131. **Quels traitements parmi les suivants favorisent spécifiquement les infections tuberculeuses ? (QRM)**

a. Corticothérapie
b. Anticorps anti-CD20 (rituximab)
c. Anticorps anti-TNFalpha (infliximab)
d. Anti-inflammatoires non stéroidiens
e. Saquinavir

132. **Parmi les lésions suivantes quelles sont les lésions radiologiques élémentaires classiques de la tuberculose ? (QRM)**

a. Excavation
b. Infiltrats
c. Nodules et micronodules
d. Niveaux hydro-aériques
e. Foyers de condensation alvéolaire

133. **Quelle est la localisation préférentielle des foyers pulmonaires de tuberculose ? (QRM)**

a. Lobes supérieurs
b. Lobes inférieurs
c. Segments antérieurs
d. Segments postérieurs
e. Lobe moyen

134. Patiente lituanienne de 46 ans, altération générale depuis plusieurs mois. Toux traînante. IDR à la tuberculine phlycténulaire. Scanner thoracique ci-dessous. Quel est votre diagnostic ? (QRM)

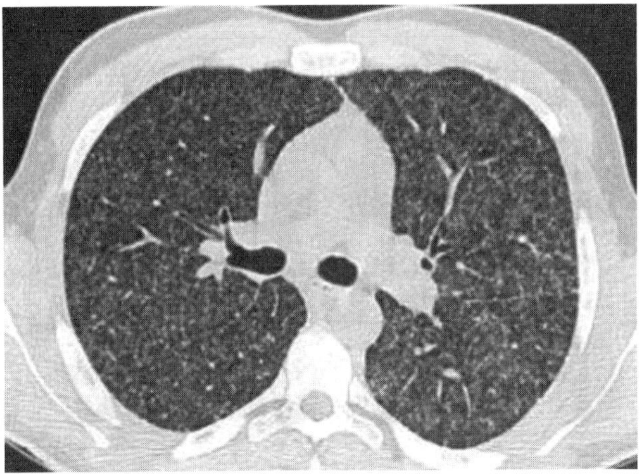

a. Tuberculose maladie pulmonaire
b. Diffusion bronchogène
c. Miliaire tuberculeuse
d. Macronodules diffus
e. Séquelles de tuberculose pulmonaire

135. Quelles propositions concernant les pleurésies tuberculeuses sont vraies ? (QRU)

a. Les cultures sur milieu de Lowënstein du liquide pleural sont souvent positives
b. Il s'agit d'un exsudat le plus souvent avec une formule cellulaire macrophagique
c. L'examen diagnostic le plus rentable est la biopsie sous thoracoscopie
d. L'examen diagnostic le plus rentable est la médiastinoscopie
e. Il s'agit le plus souvent d'un foyer secondaire d'une dissémination hématogène

136. Patiente de 32 ans, altération de l'état général majeure depuis quelques jours. Toux avec crachats sales. Hyperthermie 38,3 °C. Aspiration bronchique positive pour les bacilles acido-alcoolorésistants. Scanner thoracique ci-dessous. Quels sont vos diagnostics ? (QRM)

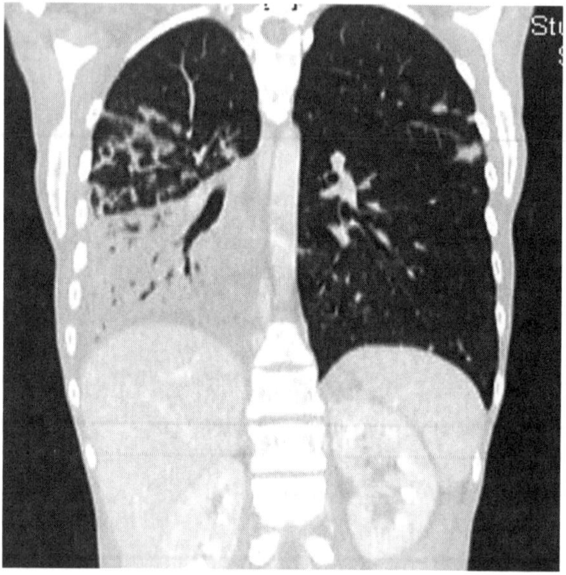

a. Condensations alvéolaires
b. Cavernes
c. Miliaire tuberculeuse
d. Pleurésie tuberculeuse droite
e. Pneumonie aiguë tuberculeuse

137. Quelles mesures associées au traitement pharmacologique sont nécessaires dans la tuberculose ? (QRM)

a. Déclaration obligatoire
b. Isolement des sujets bacillifères
c. Antibioprophylaxie de tous les sujets contacts
d. Contraception mécanique pour les femmes traitées en remplacement d'une contraception hormonale
e. Dossier d'affection de longue durée

138. **Quels éléments parmi les suivants sont en faveur du caractère séquellaire de tuberculose de lésions radiologiques ? (QRM)**

a. Nature rétractile
b. Nature calcifiée
c. Nature micronodulaire
d. Présence de bronchectasies de traction
e. Localisation dans les lobes inférieurs

139. **Quelles complications des cavernes décrit-on classiquement ? (QRM)**

a. Aspergillome
b. Pneumocystose
c. Abcès
d. Cancer
e. Syndrome de MacLeod

140. **Quelle est la localisation extra-thoracique la plus fréquente de tuberculose ? (QRU)**

a. Ganglionnaire
b. Surrénalienne
c. Osseuse
d. Méningée
e. Hépatique

141. **Parmi les éléments suivants, lesquels permettent de déterminer la contagiosité ou non d'une tuberculose pulmonaire ? (QRM)**

a. Présence de mycobactéries à l'examen direct des ECBC
b. Délai de positivation des cultures < 5 jours
c. Expectorations purulentes
d. Inoculum > 10^3 mycobactéries sur le lavage bronchiolo-alvéolaire
e. Les formes pulmonaires de tuberculose sont toujours contagieuses

142. **Le diagnostic de certitude de tuberculose repose sur : (QRU)**

a. La microbiologie
b. Une radiographie thoracique typique
c. Un scanner thoracique typique
d. Un contexte radio-clinique concordant
e. Une présentation clinique caractéristique suffit

143. **Parmi les examens microbiologiques suivants, quels sont ceux adaptés pour poser le diagnostic de tuberculose ? (QRM)**

a. ECBC avec recherche de BAAR (bacilles acido-alcoolo résistants) trois jours de suite
b. PCR mycobactérie sur liquide pleural
c. Examen anatomopathologique avec coloration de Perls
d. Hémoculture sur milieu isolator
e. Tubage gastrique unique le matin à jeun

144. **Quelles sont les caractéristiques de la culture sur milieu de Löwenstein ? (QRM)**

a. Résultat en 3 à 4 semaines
b. Résultat en 10 à 15 jours
c. Culture en phase liquide
d. Culture en phase solide
e. Utilisation de la PCR

145. **Parmi les traitements suivants, quels sont les antituberculeux de première intention de la quadrithérapie classique ? (QRM)**

a. Moxifloxacine
b. Isoniazide
c. Rifampicine
d. Cyclo-sérine
e. Pyrazinamide
f. Clindamycine
g. PAS
h. Éthambutol

146. Quel est le schéma thérapeutique classique d'une tuberculose pulmonaire ? (QRU)

a. Quadrithérapie quatre mois puis bithérapie deux mois
b. Quadritéhrapie deux mois puis bithérapie quatre mois
c. Trithérapie six mois puis bithérapie trois mois
d. Quadrithérapie trois mois puis bithérapie six mois
e. Quadrithérapie six mois puis bithérapie trois mois

147. Quelles affirmations concernant le traitement antituberculeux parmi les suivantes sont exactes ? (QRM)

a. La rifampicine agit sur les bacilles quiescents intracellulaires
b. La posologie de la rifampicine est de 10 mg/kg
c. La rifampicine est un inhibiteur enzymatique
d. La rifampicine colore les liquides biologiques
e. La rifampicine est un hyperuricémiant

148. Parmi les propositions suivantes quelles sont celles qui correspondent à des effets indésirables de l'isoniazide ? (QRM)

a. Polynévrite
b. Neuropathie optique rétrobulbaire
c. Hépatite cytolytique
d. Lupus induit
e. Photosensibilisation

149. Quels antituberculeux parmi les suivants sont utilisés lors de la grossesse ? (QRM)

a. Rifampicine
b. Pyrazinamide
c. Isoniazide
d. Éthambutol
e. Moxifloxacine

150. Concernant la surveillance du traitement de la tuberculose, quelles propositions sont vraies ? (QRM)

a. Un examen ophtalmologique est nécessaire à l'instauration du traitement
b. L'isolement est levé après 2 ECBC sans bacilles à l'examen direct à 1 semaine d'intervalle
c. Le passage à la contraception mécanique est recommandé en cas de contraception hormonale
d. Le suivi radiologique est mensuel pendant 6 mois
e. L'uricémie est un marqueur de la bonne prise du pyrazinamide

151. Quels éléments parmi les suivants doivent faire partie de la surveillance pendant le traitement antituberculeux ? (QRM)

a. ECBC mycobactéries
b. Radiographie pulmonaire
c. Scanner thoracique
d. Bilan hépatique
e. CRP

152. Patient de 34 ans traité pour tuberculose pulmonaire. À 1 mois du traitement par quadrithérapie, bilan hépatique ASAT 1,5 N, ALAT 4 N. Quelle est la conduite à tenir ? (QRU)

a. Poursuite du traitement et surveillance biologique rapprochée
b. Arrêt temporaire des quatre antituberculeux puis reprise après normalisation
c. Arrêt temporaire du pyrazinamide et de l'isoniazide et reprise après normalisation
d. Arrêt définitif du pyrazinamide et passage au schéma thérapeutique de 9 mois (avec trithérapie)
e. Arrêt définitif de l'isoniazide et passage au schéma thérapeutique de 9 mois (avec trithérapie)

153. Quels examens réaliserez-vous chez un sujet contact asymptomatique d'un patient bacillifère ? (QRM)

a. Radiographie thoracique
b. ECBC avec recherche de BAAR
c. Quantiféron
d. IDR à la tuberculine
e. Lavage bronchiolo-alvéolaire

154. Patient contact d'un sujet bacillifère, asymptomatique. Antécédent de vaccination par le BCG. Dernière IDR il y a un an 4 mm. IDR ce jour à 16 mm. La radiographie pulmonaire est sans particularité. Quels termes définissent la situation clinique ? (QRM)

a. Infection tuberculeuse latente
b. Tuberculose bacillifère
c. Tuberculose maladie
d. Virage tuberculinique
e. Primo-infection tuberculeuse

155. Quelles sont parmi les propositions suivantes les indications de chimioprophylaxie secondaire de tuberculose ? (QRM)

a. Infection tuberculeuse latente (ITL) et enfant de moins de 15 ans
b. ITL et traitement par anti TNF alpha
c. ITL datant de moins de 5 ans
d. Signes radiologiques de tuberculose ancienne et risque d'immunodépression
e. ECBC positif pour les BAAR

156. Quels schémas thérapeutiques parmi les suivants correspondent à une chimioprophylaxie tuberculeuse ? (QRM)

a. Isoniazide 6 mois
b. Rifampicine 6 mois
c. Rifampicine et isoniazide 3 mois
d. Éthambutol 6 mois
e. Rifampicine et éthambutol 9 mois

Corrections

123. a, c

124. a, b

125. d

126. c

127. b

128. a, c

129. a

130. d

131. a, c

132. a, b, c

133. a, d

134. a, c

135. c

136. a, b, e

137. a, b, d, e

138. a, b, d

139. a, c, d

140. a

141. a

142. a

143. a, b, d

144. a, d

145. b, c, e, h

146. b

147. a, b, d

148. a, c, d

149. a, c, d

150. a, c, e

151. a, b, d

152. c

153. a, c, d

154. a, d, e

155. a, b, d

156. a, c

▶ N° 180

ACCIDENTS DU TRAVAIL ET MALADIES PROFESSIONNELLES : DÉFINITIONS ET ENJEUX

157. Quelles sont parmi les professions suivantes celles les plus à risque d'asthme professionnel ? (QRM)

a. Maçons
b. Bouchers
c. Coiffeurs
d. Métiers de la santé
e. Boulangers pâtissiers

158. Concernant les asthmes professionnels quelles affirmations parmi les suivantes sont exactes ? (QRM)

a. Une période de latence indique un asthme professionnel à mécanisme non immunologique
b. L'asthme aggravé par le travail implique une réaction immunologique envers un allergène professionnel
c. Dans l'asthme professionnel on note une aggravation des symptômes en fin de semaine le dimanche
d. Ils sont parfois diagnostiqués par test de provocation
e. Le délai de prise en charge est d'au moins un mois

159. Quels éléments doivent être présents pour reconnaître en maladie professionnelle un mésothéliome ? (QRM)

a. Délai de prise en charge
b. Durée d'exposition
c. Liste limitative des professions à risque
d. Tabagisme associé ou non
e. Certificat médical initial

160. Concernant les pneumopathies d'hypersensibilité, quelles affirmations sont exactes ? (QRM)

a. Elles s'expriment souvent au début par du verre dépoli sur le plan radiologique
b. La maladie du poumon de fermier est une des causes fréquentes
c. Le LBA est le plus souvent lymphocytaire
d. Elles peuvent se compliquer de lésions fibrosantes
e. Le diagnostic est porté par test de provocation

161. Quelles maladies parmi les suivantes peuvent être liées à l'amiante ? (QRM)

a. Cancer bronchique
b. BPCO
c. Asthme
d. Sarcoïdose
e. Pleurésie
f. Mésothéliome
g. Plaques pleurales calcifiées
h. Fibrose pulmonaire
i. Atélectasie par enroulement

Corrections

157. c, d, e

158. d

159. a, e

160. a, b, c, d

161. a, e, f, g, h, i

▶ N° 182

HYPERSENSIBILITÉS ET ALLERGIES CHEZ L'ENFANT ET L'ADULTE : ASPECTS PHYSIOPATHOLOGIQUES, ÉPIDÉMIOLOGIQUES, DIAGNOSTIQUES ET PRINCIPES DE TRAITEMENT

162. **Quels examens parmi les suivants sont adaptés pour mettre en évidence une hypersensibilité de type 1 ? (QRM)**

a. Patch test (test épicutané)
b. Prick test (test cutané)
c. IgE totales
d. IgE spécifiques
e. Test de provocation à la méthacholine

163. **Un prick test positif pour les pollens de graminées montre : (QRU)**

a. Une sensiblisation envers les pollens de graminées
b. Une allergie envers les pollens de graminées
c. Une intolérance aux pollens de graminées
d. Une photosensiblisation vis-à-vis des graminées
e. Une dermite de contact aux graminées

164. **Quelles sont les affirmations vraies concernant la physiopathologie des allergies respiratoires ? (QRM)**

a. Elles concernent des hypersensibilités de type 1
b. La formation de complexes immuns circulants intervient
c. Elle est médiée par les IgE
d. Les IgE fixées à leurs récepteurs dimérisent
e. Le polynucléaire éosinophile est la cellule effectrice

165. Quel dosage devez-vous réaliser si un choc d'allure anaphylactique survient au bloc opératoire ? (QRU)

a. Tryptase
b. Aldolase
c. D-Dimères
d. BNP
e. Ferritine

166. Quel est le traitement essentiel du choc anaphylactique ? (QRU)

a. Remplissage vasculaire
b. Corticothérapie IV
c. Adrénaline
d. Noradrénaline
e. Dobutamine

167. Quelle est la posologie de ce traitement dans cette indication, dans le mode d'administration en urgence que le patient doit posséder sur lui ? (QRU)

a. 2 mg IV
b. 1 mg IM
c. 0,25 mg IM
d. 0,5 mg SC
e. 0,5 mg IM

168. Quel est le grade de sévérité d'un œdème de Quincke dans la stadification de la sévérité des réactions anaphylactiques ? (QRU)

a. Grade I
b. Grade II
c. Grade III
d. Grade IV
e. Grade V

169. Quelles caractéristiques cliniques parmi les suivantes sont évocatrices de réaction anaphylactique quand elles sont associées ? (QRM)

a. Pâleur
b. Érythrose
c. Bradycardie
d. Début progressif
e. Bronchospasme
f. Crépitants bilatéraux

Corrections

162. b, d

163. a

164. a, c, d

165. a

166. c

167. e

168. a

169. b, e

▶ N° 199

DYSPNÉE AIGUË ET CHRONIQUE

170. **L'insuffisance respiratoire aiguë est définie par :** (QRM)

a. Une hypoxémie
b. Une hypercapnie
c. Une hyperlactatémie
d. Une cyanose
e. Une désaturation

171. **L'insuffisance ventilatoire est marquée par :** (QRU)

a. Une hypoxémie
b. Une hypercapnie
c. Une hyperlactémie
d. Une cyanose
e. Une désaturation

172. **La définition d'une détresse respiratoire aiguë repose sur :** (QRM)

a. Une hypercapnie
b. Des signes cliniques de lutte
c. Des signes cliniques d'hypoxémie
d. La présence préalable d'une insuffisance respiratoire
e. La présence préalable d'une insuffisance ventilatoire

173. Concernant le syndrome de détresse respiratoire aiguë, quelles affirmations sont vraies ? (QRM)

a. La définition repose sur une $PaO_2/FiO_2 < 200$
b. Le diagnostic nécessite des images radiographiques compatibles
c. Il s'agit d'un œdème pulmonaire lésionnel
d. La lésion élémentaire radiographique est constituée par des foyers de condensation alvéolaire diffus
e. La membrane alvéolo-capillaire devient imperméable

174. Quelle proposition correspond à la définition d'une respiration abdominale paradoxale ? (QRU)

a. Recul de la paroi thoracique à l'inspiration
b. Expansion de la paroi thoracique à l'expiration
c. Contraction des muscles abdominaux à l'expiration
d. Recul de la paroi abdominale à l'inspiration
e. Recul de la paroi abdominale à l'expiration

175. Quel paramètre objectif clinique permet de monitorer une détresse respiratoire ? (QRU)

a. Fréquence cardiaque
b. Saturation
c. Grade de dyspnée
d. Fréquence respiratoire
e. Cyanose

176. Homme de 62 ans, consultant pour dyspnée d'effort : il n'arrive plus à suivre sa femme lors de leur promenade matinale quotidienne autour de leur pâté de maisons. Quel est le stade MMRC de cette dyspnée ? (QRU)

a. 0
b. 1
c. 2
d. 3
e. 4

▶ N° 184

HYPERSENSIBILITÉ ET ALLERGIES RESPIRATOIRES CHEZ L'ENFANT ET CHEZ L'ADULTE. ASTHME, RHINITE

177. Quels symptômes parmi les suivants sont fréquemment révélateurs d'asthme ? (QRM)

a. Sifflements
b. Toux
c. Douleur thoracique
d. Hémoptysie
e. Expectorations perlées

178. Concernant la physiopathologie de l'asthme, quelles propositions sont exactes ? (QRM)

a. L'asthme a toujours une cause allergique
b. La distension thoracique est souvent présente
c. L'asthme fait intervenir une bronchodilatation
d. L'hyperréactivité bronchique intervient dans cette physiopathologie
e. On note également une raréfaction des sécrétions glandulaires bronchiques

179. Concernant l'asthme allergique, quelles propositions sont exactes ? (QRM)

a. Il est médié par une réaction d'hypersensibilité retardée vis-à-vis d'un pneumallergène
b. La maladie allergique est mise en évidence par un taux d'IgE élevé
c. Les cellules médiatrices de l'asthme allergique sont classiquement des polynucléaires éosinophiles et des mastocytes
d. Il y a un trouble ventilatoire obstructif d'emblée permanent
e. Les pollens de graminées sont des pneumallergènes perannuels

180. Concernant la physiopathologie de la réaction d'hypersensibilité dans l'asthme allergique, quelles propositions sont exactes ? (QRM)

a. Il s'agit d'une hypersensibilité de type I
b. Cette réaction est médiée par l'activation du complément
c. Elle atteint principalement les gros troncs bronchiques proximaux
d. Pour avoir un effet pathologique, le pneumallergène doit être perannuel
e. Une phase de sensibilisation à un pneumallergène est nécessaire

181. Du point de vue anatomopathologique, quelles lésions élémentaires parmi les suivantes retrouve-t-on dans l'asthme allergique ? (QRM)

a. Remodelage bronchique
b. Infiltrat bronchique éosinophilique
c. Prolifération cellulaire musculaire lisse bronchique
d. Granulome épithélioïde sans nécrose caséeuse
e. Métaplasie malpighienne

182. Parmi les propositions suivantes, quelles sont celles exactes concernant la maladie allergique dans l'asthme ? (QRM)

a. L'acteur cellulaire principal est le macrophage
b. L'allergie est médiée par des IgA
c. La sensibilisation vis-à-vis d'un pneumallergène est marquée par une augmentation des IgE spécifiques
d. Après fixation des pneumallergènes aux immunoglobulines, celles-ci se fixent par leur partie variable à un mastocyte
e. Il y a une réaction de pontage des récepteurs aux IgE qui entraîne une dégranulation
f. La dégranulation est à l'origine de la sécrétion d'histamine

183. Quelle est la polarisation de la réaction immunitaire dans l'asthme allergique ? (QRU)

a. Th1
b. Th2
c. Th3
d. Th4
e. Th5

184. Quels médiateurs biochimiques parmi les suivants appartiennent à la physiopathologie de l'asthme allergique ? (QRM)

a. Leucotriènes
b. Interféron gamma
c. TNF alpha
d. Histamine
e. Interleukine 5

185. Du point de vue des explorations fonctionnelles respiratoires (EFR) dans l'asthme, quelles propositions sont vraies ? (QRM)

a. Elles sont nécessairement perturbées
b. Le trouble ventilatoire obstructif n'est pas permanent
c. Le trouble ventilatoire obstructif n'est pas réversible
d. Il s'agit de l'examen de référence pour le diagnostic d'asthme
e. La pléthysmographie est nécessaire au diagnostic

186. Concernant les EFR dans l'asthme, quelles anomalies parmi les suivantes peut-on retrouver ?

a. Distension thoracique
b. Syndrome restrictif
c. Trouble ventilatoire obstructif réversible
d. Augmentation des résistances aériennes
e. Troubles de diffusion

187. Parmi les propositions suivantes, quelle est celle qui marque la réversibilité d'un trouble ventilatoire obstructif ? (QRU)

a. Gain de VEMS/CVF supérieur à 200 ml et 12 % après bronchodilatation par salbutamol
b. Gain de VEMS supérieur à 200 ml et 12 % après bronchodilatation par salbutamol
c. Gain de VEMS supérieur à 12 ml et 200 % après bronchodilatation par salbutamol
d. Gain de CVF supérieur à 12 % ou à 200 ml après bronchodilatation par salbutamol
e. Gain de VEMS et de CVF supérieur à 12 % après bronchodilatation par salbutamol

188. Si les EFR sont normales, quel examen pourra vous mettre sur la voie du diagnostic d'asthme ? (QRU)

a. IgE totales
b. Gaz du sang artériels
c. Scanner thoracique
d. Test de provocation à la méthacholine
e. Patch test

189. Si le test de la question précédente est positif, quelle signification physiopathologique cela a-t-il ? (QRU)

a. Trouble ventilatoire obstructif
b. Hyperréactivité bronchique
c. Hypersensibilité
d. Distension thoracique
e. Allergie à la méthacholine

190. Parmi les tests suivants, lesquels permettent de mettre en évidence une hypersensibilité immédiate vis-à-vis de pneumallergènes ? (QRM)

a. IgE spécifiques
b. IgE totales
c. Test cutanés allergiques (prick-tests)
d. Tests épicutanés allergiques (patch-tests)
e. Numération-formule sanguine

191. Quels examens parmi les suivants doivent nécessairement faire partie d'un bilan d'asthme ? (QRM)

a. IgE spécifiques des pneumallergènes standards
b. Prick-tests (tests cutanés allergiques)
c. Radiographie thoracique
d. Scanner thoracique
e. Gaz du sang aértriels

192. Quel paramètre objectif, reproductible et simple à obtenir vous permet de suivre la sévérité du trouble ventilatoire obstructif en consultation ? (QRU)

a. VEMS
b. Débit expiratoire de pointe
c. Oxémie
d. Intensité des sibilants à l'auscultation
e. Périmètre thoracique

193. Quels éléments parmi les suivants doivent systématiquement faire partie de votre bilan de suivi d'asthme à chaque consultation ? (QRM)

a. Contrôle de l'asthme
b. EFR
c. DEP
d. Radiographie thoracique
e. Prick-tests
f. Gaz du sang artériels

194. **Selon l'HAS, quels éléments parmi les suivants permettent d'évaluer le contrôle de l'asthme ? (QRM)**

a. Date de la dernière exacerbation
b. Fréquence des symptômes nocturnes
c. Absentéisme professionnel
d. DEP
e. Taux d'IgE totales

195. **Combien de critères parmi les éléments cités par l'HAS faut-il remplir pour affirmer l'absence de contrôle de l'asthme ? (QRU)**

a. 1
b. 2
c. 3
d. 4
e. 5

196. **Quels facteurs de mauvais contrôle relevez-vous parmi les éléments suivants ? (QRM)**

a. Obésité
b. Pollution aérienne extérieure
c. Allergène perannuel
d. Syndrome de Fernand Vidal
e. Mauvaise observance

197. **Quels éléments parmi les suivants appartiennent au syndrome de Fernand Vidal ? (QRM)**

a. Rhinorrhée postérieure
b. Polypose nasale
c. Intolérance à l'aspirine
d. Intolérance au paracétamol
e. Asthme

198. Quels examens devez-vous réalisez annuellement dans le suivi d'un asthme parmi les suivants ? (QRM)

a. EFR
b. DEP
c. Radiographie thoracique
d. Tests cutanés allergiques
e. Gaz du sang
f. Numération formule sanguine

199. Quel est l'objectif principal d'un traitement d'asthme ? (QRU)

a. Contrôle satisfaisant
b. Guérison
c. Améliorer la réversibilité tu trouble ventilatoire obstructif
d. Négativation des IgE spécifiques
e. Ralentir l'aggravation

200. Sur quel élément principal s'appuie le traitement d'un asthme allergique persistant ? (QRU)

a. Éviction allergénique
b. Corticothérapie inhalée
c. Traitement bronchodilatateurs
d. Mesures de protection vis-à-vis de la pollution environnementale
e. Vaccination anti-grippale

201. Quels éléments parmi les suivants vous permettent d'évaluer la sévérité d'un asthme (selon l'HAS) ? (QRM)

a. VEMS
b. Fréquence des symptômes diurnes
c. Activité physique
d. Consommation de bronchodilatateurs de courte durée d'action
e. Scanner thoracique

202. **Homme de 32 ans, asthme allergique confirmé. sifflements nocturnes 3 fois par mois en moyenne, VEMS 82 %, utilisation de bêta2-mimétiques de courte durée d'action 5-6 fois par mois en journée. Quel est le degré de sévérité de cet asthme ? (QRM)**

a. Intermittent
b. Persistant
c. Léger
d. Modéré
e. Sévère

203. **Quels traitements parmi les suivants peuvent faire partie du traitement de première intention d'un asthme allergique persistant modéré ? (QRM)**

a. Vaccination anti-grippale
b. Vaccination anti-pneumoccique
c. Montelukast
d. Omalizumab
e. Corticothérapie inhalée moyenne dose
f. Théophylline
g. Corticothérapie inhalée faible dose
h. Salbutamol
i. Salmétérol
j. Bronchodilatateurs de courte durée d'action
k. Corticothérapie orale

204. **Un patient asthmatique est non contrôlé par un traitement associant salmétérol et flucticasone (faible dose) sous forme inhalée. Quelles modifications de ce traitement de fond pouvez-vous faire pour améliorer le contrôle de l'asthme ? (QRM)**

a. Ajout de salbutamol
b. Passage à des corticoïdes inhalés moyenne dose
c. Ajout d'omalizumab
d. Corticothérapie orale en cure courte
e. Ajout de montelukast

205. Après combien de temps en moyenne reconvoquerez-vous le patient pour juger de l'efficacité de l'augmentation de la pression thérapeutique ? (QRU)

a. 1 mois
b. 6 semaines
c. 2 mois
d. 3 mois
e. 6 mois

206. Quel est le mode d'action du montelukast ? (QRU)

a. Antagoniste du récepteurs aplha-1 adérnergique
b. Anticholinergique
c. Anticorps anti-IgE
d. Inhibiteur de mTOR
e. Antagoniste des récepteurs des leucotriènes

207. Quel est le mode d'action de l'omalizumab ? (QRU)

a. Anticorps anti-CD20
b. Anticorps anti fraction cristalline des IgE
c. Antagoniste du récepteur aux leucotriènes
d. Inhibiteur tyrosine kinase
e. Inhibiteur de la phosphodiestérase de type 5

208. Quelle est la première cause d'asthme aigu grave ? (QRU)

a. Grippe
b. Rupture de traitement de fond
c. Pic de pollution atmosphérique
d. Exposition massive aiguë à un pneumallergène
e. Infection à rhinovirus

Corrections

170. a, c

171. b

172. b, c

173. a, b, c, d

174. d

175. d

176. d

177. a, b, e

178. b, d

179. c, e

180. a, c, e

181. a, b, c

182. c, e, f

183. b

184. a, d, e

185. b, d

186. a, c, d

187. b

188. d

189. b

190. a, c

191. b, c

192. b

193. a, c

194. a, b, c, d

195. a

196. a, b, c, d, e

197. b, c, e

198. a, f

199. a

200. b

201. a, b, c, d

202. b, c

203. a, b, c, e, f, g, h, i, j

204. b, e

205. d

206. e

207. b

208. b

▶ N° 200

TOUX CHEZ L'ENFANT ET CHEZ L'ADULTE (AVEC LE TRAITEMENT)

209. Quels sont les trois éléments de l'interrogatoire les plus importants avant tout examen complémentaire devant une toux chronique ? (QRM)

a. Tabagisme
b. Vaccinations
c. Voyages
d. Animaux
e. Traitements

210. Quel est le premier examen complémentaire d'orientation étiologique à réaliser en cas de toux chronique ? (QRU)

a. Scintigraphie pulmonaire
b. Scanner thoracique
c. Fibroscopie bronchique
d. Radiographie pulmonaire
e. IDR à la tuberculine

211. Quels examens sont indiqués en première intention en cas de toux chronique sans orientation étiologique et avec radiographie pulmonaire normale ? (QRM)

a. Nasofibroscopie
b. Fibroscopie
c. Scanner thoracique
d. EFR
e. Gaz du sang
f. Sérologie coqueluche
g. Sérologie aspergillaire
h. IDR à la tuberculine

212. **D'après vous, à partir de quel délai peut-on définir une toux comme chronique ? (QRU)**

a. 3 jours
b. 1 semaine
c. 3 semaines
d. 3 mois
e. 6 mois

213. **Quelles sont les quatre causes de toux chronique à radiographie thoracique normale les plus fréquentes ? (QRM)**

a. Bronchectasies
b. Asthme
c. Reflux gastro-œsophagien
d. Cancer broncho-pulmonaire
e. Médicamenteuses
f. Coqueluche
g. Rhinorrhée postérieure

214. **Quelle est la classe médicamenteuse la plus pourvoyeuse de toux iatrogène ? (QRU)**

a. Biguanides
b. Bêta-bloquants
c. Inhibiteurs de l'enzyme de conversion
d. Pénèmes
e. Macrolides

215. **Par quelle voie moléculaire ce médicament provoque-t-il la toux ? (QRU)**

a. Voie de la bradykinine
b. Voie de l'AMPc
c. Voie du RANK ligand
d. Voie mTOR
e. Voie des PI3 kinases

216. Quelle est la durée de contagiosité de la coqueluche ? (QRU)

a. 1 semaine
b. 2 semaines
c. 3 semaines
d. 5 jours
e. 6 semaines

217. Quelle est la méthode diagnostique de référence de la coqueluche ? (QRU)

a. PCR
b. Culture
c. Hybridation in situ
d. Sérologie
e. Immunofluorescence

218. Concernant les bronchectasies, quelles propositions parmi les suivantes sont exactes ? (QRM)

a. Elles peuvent être sacciformes
b. Elles ont en commun une perte de parallélisme des parois bronchiques
c. L'étiologie la plus fréquente est infectieuse
d. Les bronchectasies par traction partagent les mêmes caractéristiques sémiologiques et les mêmes complications
e. L'hippocratisme digital est souvent retrouvé chez les patients atteints de bronchectasies

219. Quelles affirmations concernant la physiopathologie des bronchectasies sont vraies ? (QRM)

a. Elles sont associées à un phénomène de néovascularisation
b. La stagnation des sécrétions bronchiques favorise la colonisation bactérienne
c. Les dilatations des bronches peuvent provoquer un trouble ventilatoire obstructif
d. Elles peuvent donner des crépitants
e. La colonisation à Pseudomonas marque un tournant dans l'évolution de la maladie

220. Quelles affirmations concernant les caractéristiques radiologiques des bronchectasies sont exactes ? (QRM)

a. Le diamètre de l'artère est toujours supérieur à celui de la bronchectasie
b. Si la lumière bronchique est toujours visible au-delà du tiers externe du parenchyme pulmonaire, ceci est évocateur de bronchectasie
c. L'absence de réduction du calibre des bronches au fur et à mesure de l'éloignement des hiles est un signe indirect de bronchectasie
d. Les bronchectasies entraînent des rétractions qui peuvent attirer le médiastin
e. Les bronchectasies doivent être vues en coupe longitudinale pour affirmer le diagnostic radiologique

Corrections

209. a, b, e

210. d

211. a, c, d, f

212. c

213. b, c, e, g

214. c

215. a

216. c

217. a

218. a, c, e

219. a, b, c, d, e

220. b, c

▶ N° 201

HÉMOPTYSIE

221. Quelle caractéristique clinique différencie l'hémoptysie de l'épistaxis et de l'hématémèse ? (QRU)

a. Couleur
b. Abondance
c. Effort de toux
d. Douleur thoracique associée
e. Signes de choc associés

222. Quels éléments parmi les suivants sont les principaux marqueurs de la gravité d'une hémoptysie ? (QRM)

a. Abondance
b. Antécédents pneumologiques
c. Couleur rouge frais
d. Mauvaise tolérance hémodynamique
e. Détresse respiratoire aiguë

223. Quelle est la principale complication cause de décès dans l'hémoptysie ? (QRU)

a. Choc hémorragique
b. Asphyxie
c. Hémothorax
d. Hémomédiastin
e. Tamponnade cardiaque hémorragique

224. Quelles sont les quatre causes les plus fréquentes d'hémoptysies parmi les suivantes ? (QRM)

a. Embolie pulmonaire
b. Aspergillose
c. Cancer broncho-pulmonaire
d. Pneumonie
e. Asthme
f. Dilatations des bronches
g. Maladie de Wegener
h. Tuberculose
i. Pneumocystose
j. BPCO

225. Quels examens sont à réaliser rapidement en urgence en cas d'hémoptysies ? (QRM)

a. Aucun
b. Radiographie pulmonaire
c. Angioscanner thoracique
d. NFS
e. ECG
f. Échocardiographie
g. Scintigraphie pulmonaire
h. Fibroscopie bronchique
i. EFR
j. D-Dimères
k. Groupage sanguin

226. Quelle information principale apporte la radiographie thoracique ? (QRU)

a. Étiologie du saignement
b. Latéralisation du saignement
c. Activité du saignement
d. Étendue du saignement
e. Pronostic

227. **Quel examen est à réaliser en premier après la radiographie thoracique en cas d'hémoptysie active ? (QRU)**

a. Angioscanner thoracique
b. Échocardiographie
c. Médiastinoscopie
d. Fibroscopie bronchique
e. Spirométrie

228. **Quels seuils de débit d'hémoptysie marquent la gravité de celle-ci ? (QRM)**

a. 200 ml/heure chez un sujet sain
b. 200 ml/24 heure chez un sujet sain
c. 50 ml/heure chez un sujet sain
d. 50 ml/heure chez un sujet insuffisant respiratoire
e. 30 ml/heure chez un sujet insuffisant respiratoire

229. **Quelles mesures associées au traitement local du saignement sont indiquées en cas d'hémoptysie grave ? (QRM)**

a. Oxygénothérapie
b. Intubation sélective
c. Antagonisation des anticoagulants
d. Décubitus latéral
e. Vasoconsticteurs IV
f. Corticothérapie
g. Antibiothérapie
h. Antifongique
i. Antituberculeux

230. **Quel est le traitement local présentant le meilleur rapport efficacité/invasivité dans la prise en charge des hémoptysies ? (QRU)**

a. Traitement endobronchique (inection locale de terlipressine)
b. Traitement endobronchique (sérum adrénaliné)
c. Radio-embolisation des artères bronchiques
d. Chirurgie d'hémostase
e. Vasoconstricteur type terlipressine en intraveineux

Corrections

221. c

222. a, b, d, e

223. b

224. b, c, f, h

225. b, c, d, e, h, k

226. b

227. d

228. a, d

229. a, b, c, d, e, g

230. c

▶ N° 202

ÉPANCHEMENT PLEURAL

231. Quels éléments appartiennent à la physiopathologie d'un exsudat ? (QRM)

a. Augmentation de la pression hydrostatique
b. Diminution de la pression oncotique
c. Pores de Wang bouchés
d. Balance production/résorption de liquide pleural déséquilibrée
e. Irritation inflammatoire de la plèvre

232. Quels critères parmi les suivants permettent de différencier un exsudat d'un transsudat selon Light ? (QRM)

a. LDH > 200 : transsudat
b. Rapport protéines pleurales/protéines sanguines > 0,5 : exsudat
c. Rapport LDH sang/plèvre > 0,6 : exsudat
d. Rapport cholestérol pleural/sanguin > 0,5 : exsudat
e. pH < 7,20 : exsudat

233. Parmi les maladies suivantes, lesquelles sont classiquement responsables de transsudats ? (QRM)

a. Syndrome néphrotique
b. Insuffisance cardiaque
c. Cirrhose
d. Cancer du sein
e. Syndrome de Dressler

234. **Quelles maladies parmi les suivantes sont des causes d'exsudat lymphocytaire ? (QRM)**

a. Tuberculose
b. Pneumopathie à pneumocoque
c. Pneumopathie grippale
d. Lymphome
e. Histiocytose

235. **Quels éléments parmi les suivants permettent de faire la différence entre un épanchement parapneumonique simple et une pleurésie infectée ? (QRM)**

a. Examen macroscopique
b. Formule cellulaire
c. Examen direct des cellules au microscope
d. pH pleural
e. Examen direct bactériologique du liquide pleural

236. **Quels critères parmi les suivants sont des critères d'épanchement parapneumonique compliqué ? (QRM)**

a. pH pleural < 7,20
b. Hématocrite pleurale/hématocrite sanguine > 0,5
c. Cloisonnement
d. Abondance
e. Culture bactériologique négative

237. **Quelle est la prise en charge commune aux épanchements pleuraux infectés et parapneumoniques compliqués ? (QRU)**

a. Évacuation complète
b. Antibiothérapie intrapleurale
c. Pleurectomie chirurgicale
d. Corticothérapie
e. Fibrinolyse

238. Quelles sont les trois urgences à réaliser une ponction pleurale ? (QRM)

a. Épanchement fébrile
b. Suspicion de pleurésie tuberculeuse
c. Mauvaise tolérance
d. Suspicion d'hémothorax
e. Suspicion de mésothéliome

239. Concernant la technique de ponction pleurale, quelles affirmations sont vraies ? (QRM)

a. Elle doit viser en dehors de la matité de l'épanchement
b. Il faut longer le bord inférieur de la côte supérieur pour éviter le paquet vasculo-nerveux intercostal
c. Sa complication principale est le pneumothorax
d. Elle se fait en position couchée
e. Un repérage échographique préalable de la voie d'abord est possible

240. Quelle est la méthode diagnostique de référence la plus rentable pour le diagnostic de mésothéliome ? (QRU)

a. Thoracoscopie
b. Médiastinoscopie
c. Biopsies transbronchiques
d. Ponction transpariétale
e. Ponction pleurale

Corrections

231. c, d, e

232. b, d

233. a, b, c

234. a, c, d

235. a, c, d, e

236. a, c, d

237. a

238. a, c, d

239. c, e

240. a

N° 203

OPACITÉS ET MASSES INTRA-THORACIQUES CHEZ L'ENFANT ET CHEZ L'ADULTE

241. Concernant les définitions des opacités intrathoraciques, quelles affirmations sont exactes ? (QRM)

a. Un micronodule mesure plus de 7 mm
b. Une masse est de taille supérieure à 3 cm de diamètre
c. L'atélectasie est marquée caractéristiquement par un bronchogramme aérique au sein d'une plage de condensation
d. Le verre dépoli est une condensation qui efface les vaisseaux sous-jacents
e. Une condensation alvéolaire est une opacité systématisée

242. Quels éléments radiocliniques parmi les suivants sont des arguments en faveur de la malignité d'un nodule ? (QRM)

a. Nodule calcifié
b. Nodule spiculé
c. Nodule de taille < 1 cm
d. Hyperfixation à la tomographie par émission de positons
e. Aspect polylobé

243. Parmi les examens complémentaires suivants, lequel réaliserez-vous en première intention pour vous orienter sur la nature d'un nodule pulmonaire isolé ? (QRU)

a. Angioscanner thoracique
b. Scintigraphie pulmonaire
c. IRM médiastinale
d. Tomographie par émission de positons
e. Marqueurs tumoraux sanguins

244. **Homme de 52 ans, antécédent de tuberculose pulmonaire caverneuse il y a 20 ans, présente une altération de l'état général. Scanner thoracique ci-dessous. Quel est votre diagnostic ? (QRU)**

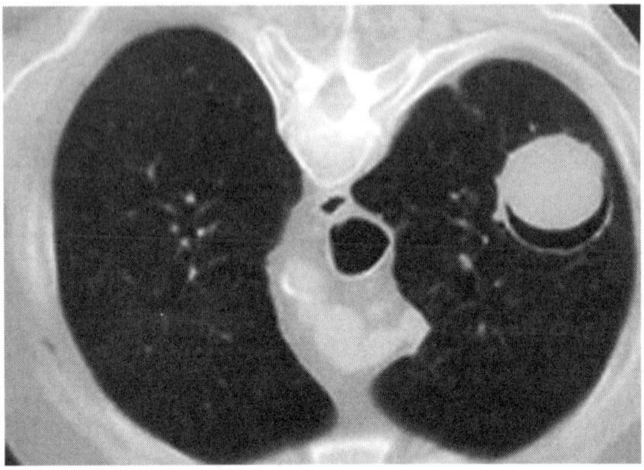

a. Réactivation de tuberculose
b. Pneumocystose
c. Aspergillome
d. Abcès pulmonaire
e. Carcinome épidermoïde

245. **Concernant la question précédente, sur quels examens complémentaires reposera votre diagnostic de confirmation ? (QRM)**

a. Sérologie aspergillaire
b. Recherche de mycobactéries dans les crachats
c. IDR à la tuberculine
d. Tomographie par émission de positons
e. Fibroscopie bronchique

246. Quels éléments parmi les suivants correspondent aux images thoraciques que l'on pourrait rencontrer dans la maladie de Wegener ? (QRM)

a. Micronodules
b. Nodules
c. Diffus
d. Localisés
e. Excavés

247. Quelle est la tumeur bénigne intraparenchymateuse pulmonaire la plus fréquente ? (QRU)

a. Kyste dermoïde
b. Adénome
c. Chondrome
d. Hamartochondrome
e. Fibrome

248. Quelle est la conduite à tenir devant un nodule solide 8 mm découvert sur un scanner thoracique ? (QRU)

a. Tomographie par émission de positons
b. Analyse histologique d'un prélèvement par ponction trans-pariétale
c. Surveillance par scanner thoracique
d. IRM thoracique
e. Thoracoscopie

249. Quelle est la conduite à tenir de première intention devant un nodule en verre dépoli ? (QRU)

a. Tomographie par émission de positons
b. Analyse histologique par prélèvement par ponction transpa-riétale
c. Surveillance par scanner thoracique à 6 semaines
d. IRM thoracique
e. Thoracoscopie

250. **Parmi les éléments anatomiques suivants, lesquels délimitent le médiastin moyen ? (QRM)**

a. Crosse aortique
b. Artère pulmonaire droite
c. Plan de la trachée
d. Veine cave supérieure
e. Carène

251. **Quelle est la méthode diagnostique de choix pour les diagnostics histologiques des masses du médiastin antérieur ? (QRU)**

a. IRM médiastinale
b. Ponction transpariétale à l'aiguille
c. Fibroscopie bronchique
d. Médiastinoscopie
e. Thoracoscopie

252. **Quelle est la méthode diagnostique de choix pour les diagnostics histologiques des masses du médiastin moyen ? (QRU)**

a. IRM médiastinale
b. Ponction transpariétale à l'aiguille
c. Fibroscopie bronchique
d. Médiastinoscopie
e. Thoracoscopie

Corrections

241. b, e

242. b, d, e

243. d

244. c

245. a, e

246. b, c, e

247. d

248. c

249. c

250. a, c, e

251. b

252. d

▶ N° 204

INSUFFISANCE RESPIRATOIRE CHRONIQUE

253. **L'insuffisance respiratoire chronique est définie par : (QRU)**

a. Une hypoxémie < 70 mmHg
b. Une hypoxémie < 60 mmHg
c. Une hypercapnie > 45 mmHg
d. Une hypercapnie > 50 mmHg
e. Une nécessité de ventilation assistée

254. **Gaz du sang artériels : ph = 7,38, PaO_2 = 53 mmHg, $PaCO_2$ = 69 mmHg, bicarbonates 31 mEq/l. Que peut-on conclure ? (QRM)**

a. Shunt gazométrique
b. Hypoventilation alvéolaire
c. Acidose respiratoire compensée
d. Acidose métabolique non compensée
e. Acidose respiratoire non compensée

255. **Gaz du sang artériels : pH = 7,26, $PaCO_2$ = 73 mmHg, bicarbonates = 31 mEq/l, PaO_2 = 52 mmHg. Que concluez-vous ? (QRM)**

a. Hypoventilation alvéolaire
b. Shunt vrai
c. Acidose respiratoire
d. Acidose métabolique
e. Alcalose métabolique
f. Compensation métabolique

256. **Gaz du sang artériels : pH = 7,49, PaO_2 = 68 mmHg en air ambiant, $PaCO_2$ = 25 mmHg, bicarbonates 22 mEq/l. Que concluez-vous ? (QRM)**

a. Insuffisance respiratoire chronique
b. Hyperventilation
c. Hypoventilation alvéolaire
d. Acidose métabolique compensée
e. Alcalose respiratoire non compensée

257. **Gaz du sang artériels : pH = 7, 41, PaO_2 = 45 mmHg en air ambiant, 66 mmHg sous 6 l/min. d'oxygène, $PaCO_2$ = 29 mmHg, bicarbonates 22 mEq/l. Que concluez-vous ? (QRM)**

a. Insuffisance respiratoire chronique
b. Hypoventilation alvéolaire
c. Shunt gazométrique
d. Shunt vrai
e. Effet shunt

258. **Quelles explorations complémentaires minimales parmi les suivantes vous paraissent nécessaires pour explorer une dyspnée chronique ? (QRM)**

a. ECG
b. Échocardiographie
c. Fibroscopie bronchique
d. Scanner thoracique
e. Gaz du sang artériels
f. Numération-formule sanguine

259. **Quels critères parmi les suivants permettent de porter le diagnostic d'insuffisance respiratoire chronique grave ? (QRM)**

a. $PaO_2 < 55$ mmHg
b. $PaCO_2 > 60$ mmHg
c. Dyspnée MMRC 3 ou 4
d. Hypoxémie nocturne et $PaCO_2 < 60$ mmHg
e. Insuffisance cardiaque droite et $PaO_2 < 60$ mmHg

260. Parmi les éléments suivants, lesquels caractérisent un effet shunt ? (QRM)

a. Hypoxémie
b. Hypercapnie
c. Perfusion conservée
d. Ventilation diminuée
e. Rapport ventilation/perfusion augmenté

261. Quelle est la définition de l'espace mort (VD) ? (QRM)

a. Il ampute le volume courant
b. Il diminue le volume résiduel
c. C'est un volume qui ne participe pas à la ventilation alvéolaire
d. C'est un volume qui participe à la ventilation alvéolaire
e. C'est un espace non ventilé perfusé

262. Quel est le mécanisme principal de l'hypercapnie dans les décompensations de BPCO ? (QRU)

a. Augmentation du rapport VD/VT
b. Atteinte de la commande ventilatoire
c. Défaillance de la pompe
d. Altération de la diffusion alvéolo-capillaire
e. Syndrome restrictif

263. Parmi les manifestations suivantes, quelles sont celles qui constituent des complications directes de l'insuffisance respiratoire chronique ? (QRM)

a. Polyglobulie
b. Diabète insipide
c. Rétention hydro-sodée
d. Alcalose métabolique
e. Hypertension pulmonaire

264. Quelles conditions parmi les suivantes doivent être réunies pour porter le diagnostic d'insuffisance respiratoire chronique avec des gaz du sang artériels ? (QRM)

a. État stable
b. Deux gaz du sang
c. Trois gaz du sang
d. Deux semaines d'intervalle
e. Trois semaines d'intervalle

265. Quelles mesures parmi les suivantes font selon vous partie de la prise en charge de toute insuffisance respiratoire chronique ? (QRM)

a. Réhabilitation respiratoire
b. Vaccination antipneumococcique et antigrippale
c. Oxygénothérapie
d. Ventilation non invasive
e. Affection de longue durée
f. Prise en charge nutritionnelle

266. Concernant l'oxygénothérapie de longue durée, quelles affirmations sont exactes ? (QRM)

a. Elle doit être portée plus de 15 heures par jour pour être efficace
b. Son objectif est une PaO_2 > 60 mmHg
c. L'oxygénothérapie par extracteur nécessite de stocker de l'oxygène chez soi
d. Le remboursement par l'assurance maladie est forfaitaire
e. Les bouteilles d'oxygène gazeux nécessitent une alimentation électrique

267. Quel est le traitement radical de l'insuffisance respiratoire chronique terminale ? (QRU)

a. Ventilation invasive
b. Transplantation pulmonaire
c. Oxygénothérapie haut débit
d. Chirurgie d'emphysème (réexpansion pulmonaire)
e. Trachéotomie

Corrections

253. a

254. b, c

255. a, c, f

256. b, e

257. c, e

258. a, b, e, f

259. a, e

260. a, c, d

261. a, c

262. a

263. a, c, e

264. a, b, e

265. a, b, e, f

266. a, b, d

267. b

N° 205

BRONCHOPNEUMOPATHIE CHRONIQUE OBSTRUCTIVE CHEZ L'ADULTE ET L'ENFANT

268. Quels éléments parmi les suivants retrouve-t-on dans la distension thoracique ? (QRM)

a. CPT < 80 %
b. Horizontalisation des côtes sur la radiographie thoracique
c. Thorax en tonneau
d. Signe de Hoover
e. DLCO < 80 %

269. Quelles propositions concernant l'emphysème sont vraies : (QRM)

a. L'emphysème associé à un déficit en alpha1antitrpsine est panlobulaire le plus souvent
b. L'emphysème au cours de la BPCO est le plus souvent marqué par des troubles de diffusion
c. L'emphysème est réversible
d. L'emphysème correspond à une lésion destructrice
e. L'emphysème est responsable de la distension thoracique

270. Quelles propositions concernant le diagnostic de BPCO sont exactes ? (QRM)

a. Le trouble ventilatoire obstructif est permanent
b. Le trouble ventilatoire obstructif est réversible
c. Un antécédent de tabagisme actif est nécessaire au diagnostic
d. Un scanner thoracique montrant de l'emphysème est nécessaire pour poser le diagnostic
e. La distension thoracique est nécessaire au diagnostic

271. Concernant le mode évolutif de la BPCO, quelles affirmations sont exactes ? (QRM)

a. La maladie cesse de progresser après l'arrêt du tabac
b. La progression de la maladie est ralentie par l'arrêt du tabac
c. La progression du déclin du VEMS n'est pas modifiée par l'arrêt du tabac
d. Il s'agit d'une maladie qui évolue par à-coups au cours d'exacerbations
e. La guérison est possible

272. Quelles sont les causes les plus fréquentes d'exacerbation ou de décompensation d'une BPCO ? (QRM)

a. Infections respiratoires basses
b. Insuffisance cardiaque gauche
c. Hypertension pulmonaire
d. Embolie pulmonaire
e. Fracture vertébrale

273. Quel paramètre de l'EFR permet d'évaluer la sévérité d'une BPCO ? (QRU)

a. VEMS
b. CVF
c. VEMS/CVF
d. CPT
e. DEM

274. Quelles sont parmi les maladies suivantes celles fréquemment associée à la BPCO ? (QRM)

a. Obésité
b. Dénutrition
c. Dépression
d. Maladie de Buerger
e. Ostéoporose
f. Artériopathie oblitérante des membres inférieurs
g. Cancer bronchopulmonaire
h. Hyperthyroïdie
i. Maladie de Crohn
j. Polyglobulie

275. Quelle est l'indication majeure de ventilation assistée non invasive en cas de décompensation de BPCO ? (QRU)

a. Hypercapnie isolée
b. Acidose respiratoire non compensée
c. CRP > 200 mg/l
d. Hyperlactatémie
e. Hypoxémie

276. Quels éléments parmi les suivants appartiennent à la définition de la bronchite chronique ? (QRM)

a. Toux plus de trois mois par an
b. Expectorations plus de trois mois par an
c. Expectorations sales
d. Pendant plus de 5 ans
e. Dyspnée

277. Quelle anomalie moléculaire peut favoriser la formation d'emphysème ? (QRU)

a. Déficit en fraction C4 du complément
b. Déficit en céruléoplasmine
c. Déficit en antithrombine
d. Déficit en alpha1antitripsine
e. Déficit en maltase acide

278. Quelle classification permet de stadifier la sévérité de la BPCO ? (QRU)

a. GINA
b. GOLD
c. BODE
d. Genève
e. Hutchinson

279. Quels éléments parmi les suivants définissent le stade II de cette classification ? (QRM)

a. VEMS < 80 %
b. VEMS < 70 %
c. VEMS > 60 %
d. Absence d'insuffisance cardiaque droite
e. VEMS > 50 %

280. Quels éléments parmi les suivants définissent le stade IV de cette classification ? (QRM)

a. VEMS < 50 %
b. Insuffisance cardiaque droite
c. Insuffisance respiratoire chronique
d. VEMS > 30 %
e. VEMS < 30 %

281. Quels éléments parmi les suivants appartiennent au score BODE ? (QRM)

a. Test de marche de 6 minutes
b. VEMS
c. Poids
d. Échelle de dyspnée MMRC
e. Échelle de dyspnée NYHA

282. Quelle est l'utilité du score BODE ? (QRU)

a. Diagnostic positif
b. Thérapeutique
c. Pronostic
d. Sévérité
e. Diagnostic différentiel

283. Quelles expositions parmi les facteurs d'exposition suivants sont des facteurs de risque de BPCO ? (QRM)

a. Tabagisme passif in utero
b. Tabagisme actif
c. Fumées de combustion
d. Pollens
e. Moisissures

284. Quelles méthodes permettent d'estimer, ou de calculer la CPT (capacité pulmonaire totale) ? (QRM)

a. Dilution à l'hélium
b. Spirométrie
c. Pléthysmographie
d. Diffusion du CO
e. Diffusion du NO

285. Quels paramètres de l'EFR peut-on obtenir spécifiquement grâce à une pléthysmographie ? (QRM)

a. CPT
b. CRF
c. VEMS
d. VR
e. CVF

286. Concernant les volumes pulmonaires, quelles propositions parmi les suivantes sont exactes ? (QRM)

a. VEMS = VRE (volume de réserve expiratoire) + CVF
b. CVF = VR (volume résiduel) + VRE
c. La ventilation alvéolaire (VA) est fraction du volume résiduel
d. Le volume résiduel est un volume non mobilisable
e. CVF = VT (volume courant) + VRI (volume de réserve inspiratoire) + VRE

287. Quels éléments radiographiques thoraciques retrouve-t-on classiquement dans une BPCO ? (QRM)

a. Bronchogramme aérique
b. Augmentation de l'espace clair rétro-cardiaque
c. Condensations
d. Aplatissement des coupoles diaphragmatiques
e. Signe de Campbell

288. Quels examens complémentaires parmi les suivants sont utiles dans le bilan initial d'une BPCO stable ? (QRM)

a. Radiographie thoracique
b. Échocardiographie
c. NFS
d. Albuminémie
e. Cathétérisme cardiaque droit

289. Parmi les propositions suivantes, quelles sont les indications de dosage de l'alpha1-antitrypsine ? (QRM)

a. BPCO chez un sujet de moins de 45 ans
b. BPCO à phénotype emphysémateux prédominant
c. BPCO chez un patient atteint de mucoviscidose
d. BPCO non tabagique
e. DDB isolées sans cause apparente

290. Quel élément physiopathologique de la BPCO est le plus « dyspnéisant » ? (QRU)

a. Hypertension pulmonaire
b. Trouble ventilatoire obstructif
c. Distension thoracique
d. Hyperréactivité bronchique
e. Dépression

▶ Énoncé pour les questions 291 et 292

291. Patient de 53 ans, BPCO confirmée à l'EFR. VEMS 55 %. pas de comorbidité. tabagisme actif à 60 paquets-années. 3 exacerbations dans l'année. Quel est le stade GOLD ? (QRU)

a. 0
b. 1
c. 2
d. 3
e. 4

292. Quels traitements parmi les suivants doivent faire partie de la prise en charge ? (QRM)

a. Mucolytiques
b. Vaccination anti-pneumococcique
c. Sevrage tabagique
d. Bronchodilatateurs de courte durée d'action (bêta 2 mimétiques)
e. Bronchodilatateurs anticholinergique
f. Corticothérapie inhalée
g. Montelukast
h. Omalizumab

293. Quelles mesures parmi les suivantes font partie du concept de réhabilitation respiratoire ? (QRM)

a. Kinésithérapie respiratoire
b. Correction de l'état nutritionnel
c. Sevrage tabagique
d. Optimisation du traitement médicamenteux
e. Prise en charge des facteurs de mauvais contrôle de la maladie

294. Quelles sont les indications d'oxygénothérapie de longue durée chez le patient BPCO ? (QRM)

a. $PaO_2 < 60$ mmHg et désaturation nocturne
b. $PaO_2 < 70$ mmHg
c. Insuffisance cardiaque droite
d. $PaO_2 < 60$ mmHg et polyglobulie
e. $PaO_2 < 55$ mmHg

295. Quelles sont les trois bactéries que l'on retrouve fréquemment à l'origine des exacerbations infectieuses de BPCO ? (QRM)

a. Moraxella catarrhalis
b. Pneumocoque
c. Staphylocoque
d. Klebsiella pneumoniae
e. Haemophilus influenzae

296. Quels traitements supplémentaires au traitement de fond parmi les suivants prescrirez-vous d'emblée chez un patient BPCO GOLD IV en exacerbation sans gravité prise en charge en ambulatoire ? (QRM)

a. Corticothérapie inhalée
b. Corticothérapie systémique
c. Amoxicilline
d. Amoxicilline + acide clavulanique
e. Kinésithérapie respiratoire

297. Quel élément marque cliniquement la probabilité d'une origine bactérienne à une exacerbation de BPCO ? (QRU)

a. Purulence des crachats
b. Hyperthermie
c. Dyspnée
d. Céphalées
e. Hémoptysie

298. Quels éléments parmi les suivants appartiennent à la physiopathologie de la BPCO ? (QRM)

a. Diminution des forces de rétraction élastiques du parenchyme pulmonaire
b. Inflammation bronchique
c. Infiltrat bronchique à éosinophiles
d. Effet espace mort
e. Réaction immunitaire Th2

Corrections

268. b, c, d

269. a, b, d, e

270. a

271. b, d

272. a, b, d, e

273. a

274. a, b, c, e, f, g, j

275. b

276. a, b

277. d

278. b

279. a, d, e

280. b, c, e

281. a, b, c, d

282. c

283. a, b, c

284. a, c

285. a, b, d

286. d, e

287. b, d

288. a, b, c, d

289. a, b, d

290. c

291. c

292. b, c, d, e, f

293. a, b, c, d

294. a, d, e

295. a, b, e

296. d, e

297. a

298. a, b, d

N° 189

MANIFESTATIONS PULMONAIRES DES VASCULARITES SYSTÉMIQUES

N° 206

PNEUMOPATHIE INTERSTITIELLE DIFFUSE

299. **Quelles atteintes parmi les suivantes sont les plus fréquentes dans la maladie de Churg et Strauss ? (QRM)**

a. Asthme
b. Mononeuropathie multiple
c. Nodules pulmonaires excavés
d. Polypose naso-sinusienne
e. Rhinite croûteuse
f. Polychondrite atrophiante

300. **Qu'ont en commun les vascularites pauci-immunes affectant le poumon ? (QRU)**

a. Asthme
b. Pleurésie
c. ANCA positifs
d. Cryoglobulinémie
e. Hypertension pulmonaire

301. **Quelles vascularites parmi les suivantes touchent le poumon ? (QRM)**

a. Périartérite noueuse
b. Micropolyangéite
c. Maladie de Wegener
d. Maladie de Takayasu
e. Maladie de Berger

302. Quelles maladies parmi les suivantes sont responsables de syndromes pneumo-rénaux ? (QRM)

a. Maladie de Wegener
b. Micropolyangéite
c. Syndrome de Goodpasture
d. Maladie de Berger
e. Maladie de Churg et Strauss

303. Quelle est la complication pulmonaire la plus fréquente de la sclérodermie systémique ? (QRU)

a. Pleurésie
b. Nodules
c. Verre dépoli
d. Asthme
e. Hypertension pulmonaire

304. Quelles sont les deux causes les plus fréquentes de pneumopathie interstitielles diffuses ? (QRM)

a. Infectieuse
b. Cardiopathie
c. Fibrose pulmonaire idiopathique
d. Pneumopathie d'hypersensibilité
e. Sarcoïdose

305. Quelles caractéristiques radiocliniques associées entre elles peuvent rendre très probable le diagnostic de fibrose pulmonaire idiopathiques ? (QRM)

a. Âge < 40 ans
b. Crépitants secs
c. Hippocratisme digital
d. Répartition antéro-supérieure des lésions
e. Kystes en rayons de miel

Corrections

299. a, b, d

300. c

301. b, c

302. a, b, c, e

303. c

304. a, b

305. b, c, e

N° 207

SARCOÏDOSE

306. **Quels signes et symptômes parmi les suivants peut-on classiquement retrouver chez un sujet atteint de sarcoïdose médiastino-pulmonaire ? (QRM)**

a. Toux
b. Hippocratisme digital
c. Crépitants velcros
d. Dyspnée d'effort
e. Céphalées

307. **De quel stade radiologique de sarcoïdose s'agit-il ? (QRU)**

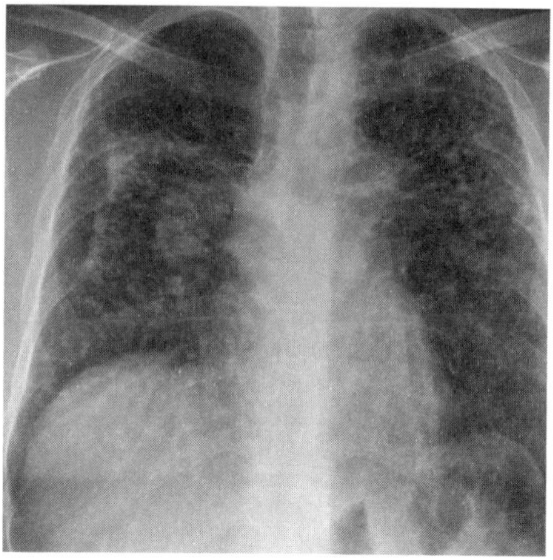

a. 0
b. 1
c. 2
d. 3
e. 4

308. De quel stade radiologique de sarcoïdose s'agit-il ? (QRU)

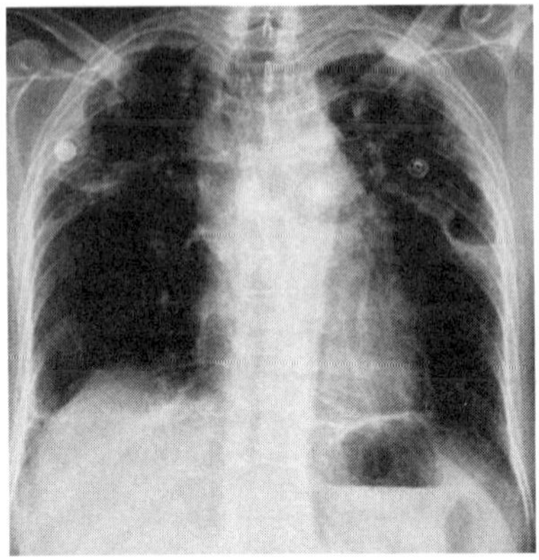

a. 0
b. 1
c. 2
d. 3
e. 4

309. De quel stade radiologique de sarcoïdose s'agit-il ? (QRU)

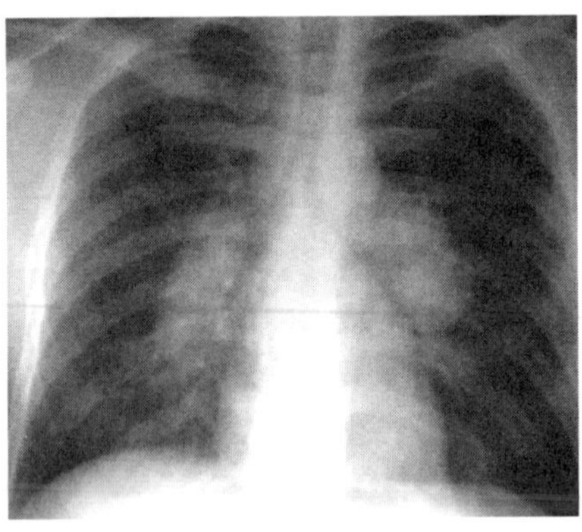

a. 0
b. 1
c. 2
d. 3
e. 4

310. Quel signe dermatologique retrouve-t-on dans les atteintes cutanées de sarcoïdose ? (QRU)

a. Signe de Nikolsky
b. Phénomène de Koebner
c. Syndrome de Stevens-Johnson
d. Syndrome de Lyell
e. Phénomène de Sutton

311. Quelles sont les deux atteintes parmi les suivantes les plus fréquentes de sarcoïdose en dehors des poumons ? (QRM)

a. Ganglionnaire
b. Hépatique
c. Surrénalienne
d. Cérébrale
e. Ostéo-médullaire

312. Concernant les lésions radiologiques de sarcoïdose, quelles sont les affirmations exactes ? (QRM)

a. Il peut s'agir de micronodules diffus
b. Les micronodules ont une localisation préférentielle dans les lobes inférieurs
c. L'évolution chronique peut laisser place à des lésions fibrosantes
d. Les lésions de fibrose ont une localisation préférentielle dans les lobes supérieurs
e. Les adénopathies médiastinales sont symétriques et compressives

313. Quels examens complémentaires parmi les suivants sont utiles pour le diagnostic et dans le bilan initial d'une sarcoïdose ? (QRM)

a. Exploration fonctionnelle respiratoire
b. ECA
c. ECG
d. IDR
e. Lavage bronchiolo-alvéolaire
f. Scanner thoracique
g. Biopsie des glandes salivaires accessoires
h. PCT
i. Scintigraphie pulmonaire de ventilation/perfusion

314. Parmi les résultats d'EFR suivantes, quels sont ceux que l'on peut retrouver classiquement dans une sarcoïdose ? (QRM)

a. Syndrome restrictif
b. Trouble ventilatoire obstructif
c. Trouble de diffusion
d. Distension thoracique
e. EFR normale

315. Quelle est la lésion élémentaire histologique qui apporte la confirmation du diagnostic de sarcoïdose ? (QRU)

a. Granulome à éosinophiles sans nécrose caséeuse
b. Granulome à éosinophiles avec nécrose caséeuse
c. Granulome épithéloïde et giganto-cellulaire avec nécrose caséeuse
d. Granulome épithélioïde et giganto-cellulaire sans nécrose caséeuse
e. Fibrose

316. **Quel examen à visée anatomopathologique est le plus rentable tout en étant le moins invasif pour le diagnostic de sarcoïdose ? (QRU)**

a. BGSA
b. Biopsie cutanée en peau saine
c. Biopsie rectale
d. Biopsies transbronchiques
e. Aspiration bronchique

317. **Quels éléments parmi les suivants décrivent une cytologie de lavage bronchiolo-alvéolaire typique de sarcoïdose ? (QRM)**

a. Alvéolite
b. Macrophagique
c. Lymphocytaire
d. Rapport CD4/CD8 augmenté
e. Rapport CD4/CD8 diminué

318. **Quelles lésions cutanées parmi les suivantes peut-on retrouver dans les formes cutanées classiques de sarcoïdose ? (QRM)**

a. Lupus pernio
b. Sarcoïdes à gros nodules
c. Érythème noueux
d. Syndrome de Loeffler
e. Dermatite séborrhéique

319. **Quels syndromes parmi les suivants appartiennent à la sémiologie de la sarcoïdose ? (QRM)**

a. Syndrome de Loeffler
b. Syndrome de Löfgren
c. Syndrome de Mickulicz
d. Syndrome de MacLeod
e. Syndrome de Trousseau

320. **Quels éléments parmi les suivants appartiennent au syndrome de Löfgren ? (QRM)**

a. Adénopathies médiastinales
b. Micronodules
c. Anergie tuberculinique
d. Érythème noueux
e. Hyperthermie

321. **Quelles propositions parmi les suivantes sont exactes concernant le syndrome de Löfgren ? (QRM)**

a. Il ne nécessite pas d'exploration histologique
b. Un traitement par corticothérapie orale courte est généralement nécessaire pour la guérison
c. La guérison peut être spontanée
d. La guérison intervient après une période de deux ans
e. La grossesse est contre-indiquée

322. **Quels éléments parmi les suivants retrouve-t-on dans le syndrome de Heerfordt ? (QRM)**

a. Hypertrophie des glandes lacrymales
b. Uvéite
c. Parotidite
d. Méningite
e. Xérostomie
f. Sécheresse oculaire
g. Paralysie faciale centrale

323. **Quelles atteintes cardiaques sont classiquement décrites dans la sarcoïdose ? (QRM)**

a. Troubles du rythme supra-ventriculaire
b. Bloc atrio-ventriculaire complet
c. Insuffisance cardiaque
d. Péricardite
e. Pseudo-myxome

324. Quels sont les principaux diagnostics différentiels d'une forme médiastinale de sarcoïdose ? (QRM)

a. Lymphome
b. Aspergillose
c. Tuberculose
d. Carcinome broncho-pulmonaire
e. Asbestose

325. Parmi les éléments suivants, quels sont ceux qui représentent des facteurs de mauvais pronostic de sarcoïdose ? (QRM)

a. Stade 1
b. Antécédent familial de sarcoïdose
c. Érythème noueux
d. Syndrome obstructif
e. Localisation extra-thoracique

326. Quel est le traitement de première intention de la sarcoïdose ? (QRU)

a. Corticoïdes
b. Cyclophosphamide
c. Infliximab
d. Azathioprine
e. Méthotrexate

327. Parmi les situations suivantes, quelles sont celles qui constituent des indications de traitement ? (QRM)

a. Syndrome de Löfgren
b. Uvéite
c. Granulome septal cardiaque asymptomatique avec ECG normal
d. Stade 1
e. Érythème noueux

Corrections

306. a, d

307. c

308. e

309. b

310. b

311. a, b

312. a, c, d

313. a, b, c, d, e, f, g

314. a, b, c, e

315. d

316. a

317. a, c, d

318. a, b, c

319. b, c

320. a, c, d, e

321. a, c

322. b, c, d

323. b, c

324. a, c

325. d, e

326. a

327. b, c

▶ N° 222

HYPERTENSION ARTÉRIELLE PULMONAIRE DE L'ENFANT ET DE L'ADULTE

328. Quel examen est parmi les suivants l'examen paraclinique de référence pour diagnostiquer une hypertension pulmonaire ? (QRU)

a. EFR
b. Angioscanner thoracique
c. Échocardiographie transthoracique
d. Cathétérisme cardiaque droit
e. Ventriculographie

329. Quel est l'examen du dépistage de l'hypertension pulmonaire ? (QRU)

a. EFR
b. Angioscanner thoracique
c. Échocardiographie transthoracique
d. Cathétérisme cardiaque droit
e. Ventriculographie

330. Quel paramètre parmi les suivants affirme l'hypertension pulmonaire ? (QRU)

a. Pression artérielle pulmonaire systolique > 45 mmHg
b. Pression artérielle pulmonaire moyenne > 25 mmHg
c. Pression artérielle pulmonaire systolique > 25 mmHg
d. Pression artérielle pulmonaire moyenne > 45 mmHg
e. Résistances artérielles pulmonaires > 120 %

331. **Quel paramètre mesuré permet de différencier l'origine précapillaire de la postcapillaire d'une hypertension pulmonaire sur un cathétérisme cardiaque droit ? (QRU)**

a. Pression artérielle pulmonaire moyenne
b. Pression artérielle pulmonaire systolique
c. Pression artérielle pulmonaire d'occlusion
d. Pression artérielle pulmonaire diastolique
e. Résistances artérielles pulmonaires

332. **À quel groupe appartient les hypertensions artérielles pulmonaires idiopathiques ? (QRU)**

a. Groupe 1
b. Groupe 2
c. Groupe 3
d. Groupe 4
e. Groupe 5

Corrections

328. d

329. c

330. b

331. c

332. a

▶ N° 224

THROMBOSE VEINEUSE PROFONDE ET EMBOLIE PULMONAIRE

333. Quels signes et symptômes retrouve-t-on typiquement dans un infarctus pulmonaire ? (QRM)

a. Toux
b. Douleur thoracique
c. Dyspnée
d. Syncope
e. Hémoptysie

334. Concernant l'infarctus pulmonaire : (QRM)

a. Il s'agit d'une embolie pulmonaire distale
b. Radiologiquement il s'exprime par une opacité triangulaire à base pleurale
c. Il est souvent cause d'embolie pulmonaire grave
d. L'hypoxémie est souvent profonde
e. Il peut s'infecter

335. Quels scores évaluent la probabilité clinique d'embolie pulmonaire ? (QRM)

a. Epworth
b. Genève
c. Wells
d. CHADS
e. Child-Pugh

336. Quel est le seuil à partir duquel la probabilité d'embolie pulmonaire est forte dans le score de Wells ? (QRU)

a. 3
b. 4
c. 6
d. 8
e. 10

337. À quoi servent les D-Dimères ? (QRM)

a. Estimer la probabilité d'embolie pulmonaire
b. Éliminer une embolie pulmonaire en cas de probabilité clinique faible
c. Éliminer une embolie pulmonaire en cas de probabilité clinique intermédiaire
d. Éliminer une embolie pulmonaire en cas de probabilité clinique forte
e. Affirmer une embolie pulmonaire en cas de probabilité clinique forte

338. L'utilisation des D-Dimères pour exclure une embolie pulmonaire résulte de : (QRM)

a. Leur sensibilité
b. Leur spécificité
c. Leur valeur prédictive positive
d. Leur valeur prédictive négative
e. Leur reproductibilité

339. Parmi les examens suivants, quel est le meilleur pour affirmer le diagnostic d'embolie pulmonaire ? (QRU)

a. Scanner thoracique injecté
b. Angioscanner thoracique multibarettes spiralé
c. Tomographie par émission de positons
d. Radiographie thoracique
e. Scintigraphie pulmonaire de ventilation/perfusion
f. Échocardiographie
g. ECG
h. Gaz du sang
i. D-Dimères
j. Troponines

340. Quel examen parmi les suivants suffit à poser le diagnostic d'embolie pulmonaire en cas de probabilité clinique forte ? (QRU)

a. Échographie doppler veineux des membres inférieurs
b. D-Dimères
c. Gaz du sang artériels
d. ECG
e. Radiographie thoracique

341. Homme de 35 ans, embolie pulmonaire segmentaire droite confirmée à l'angioscanner. BNP augmentés. Troponines normales. Radiographie pulmonaire normale. Quel est le degré de gravité de l'embolie pulmonaire ? (QRU)

a. Intermédiaire
b. Grave
c. Non grave
d. Massive
e. Létale

342. **Quelles sont les deux complications fréquentes spécifiques de l'embolie pulmonaire parmi celles suivantes ? (QRM)**

a. Hypertension pulmonaire
b. Syndrome restrictif
c. Insuffisance respiratoire chronique
d. Récidive
e. Insuffisance ventriculaire gauche

343. **Homme de 45 ans, sans antécédent, syncope après un lever après une immobilisation plâtrée de 15 jours. Quels examens utilisez-vous pour confirmer l'embolie pulmonaire ? (QRM)**

a. D-Dimères
b. Échocardiographie
c. Échographie doppler des membres inférieurs
d. Angioscanner thoracique
e. Scintigraphie pulmonaire de ventilation/perfusion

344. **De quels traitements devrait-il bénéficier successivement ? (QRM)**

a. Corticothérapie
b. Thrombolyse par r-TPA
c. Filtre cave
d. Thrombectomie chirugicale
e. Héparine de bas poids moléculaire
f. Anti-vitamines K

345. **Quelle est la durée standard d'une embolie pulmonaire provoquée dont le facteur étiologique n'est pas persistant ? (QRU)**

a. 1 mois
b. 6 semaines
c. 2 mois
d. 3 mois
e. 6 mois

346. Quels éléments physiopathologiques parmi les suivants retrouve-t-on dans l'embolie pulmonaire ? (QRM)

a. Anomalie dans l'un des facteurs de la triade de Virchow
b. Septum paradoxal
c. Imperméabilisation du foramen ovale
d. Augmentation de la pression artérielle pulmonaire
e. Augmentation de la post-charge cardiaque
f. Effet shunt
g. Effet espace mort
h. Shunt vrai

347. Quels éléments parmi les suivants permettent d'évaluer la gravité d'une embolie pulmonaire ? (QRM)

a. Scanner thoracique
b. Gaz du sang
c. Troponines
d. Échocardiographie
e. Échographie doppler veineux des membres inférieurs
f. Radiographie pulmonaire

348. Quelles conditions parmi les suivantes font préférer la scintigraphie pulmonaire pour poser le diagnostic d'embolie pulmonaire ? (QRM)

a. Hypersensibilité au produit de contraste iodé
b. Âge > 60 ans
c. Insuffisance rénale
d. Insuffisance hépatique
e. Grossesse

349. Quels examens est-il possible de réaliser chez une femme enceinte pour poser le diagnostic d'embolie pulmonaire ? (QRM)

a. Angiographie pulmonaire
b. Angioscanner thoracique
c. Scintigraphie de ventilation/perfusion
d. Échographie doppler veineux des membres inférieurs
e. Échocardiographie

350. **Sur quel paramètre surveillez-vous l'efficacité d'un traitement par héparine de bas poids moléculaire chez un patient d'âge et poids standards ? (QRU)**

a. TCA
b. INR
c. Activité antiXa
d. TP
e. Aucun

351. **En l'absence de contre-indication, à combien de jours de traitement par anticoagulant injectable débuterez-vous un traitement par anti-vitamine K ? (QRU)**

a. 0
b. 1
c. 2
d. 3
e. 4

352. **Quelle est la posologie journalière d'énoxaparine dans le traitement curatif de l'embolie pulmonaire ? (QRU)**

a. 500 UI/kg
b. 200 UI/kg
c. 300 UI/kg
d. 100 UI/kg
e. 50 UI/kg

353. **Concernant l'utilisation des héparines non fractionnées en intraveineux continu dans le traitement curatif de l'embolie pulmonaire, quelles sont les propositions exactes ? (QRM)**

a. Il faut débuter par un bolus de 80 UI/kg
b. Le débit initial est de 18 UI/kg/heure
c. Elles sont indiquées en cas d'insuffisance rénale
d. La surveillance est paramétrée sur le TCA
e. Le risque de thrombopénie immuno-allergique à l'héparine est moindre par rapport au traitement par héparine de bas poids moléculaire

Corrections

333. a, b, e

334. a, b, e

335. b, c

336. c

337. b, c

338. d, e

339. b

340. a

341. a

342. a, d

343. c, d

344. e, f

345. d

346. a, b, d, f, h

347. b, c, d

348. a, c, e

349. b, c, d, e

350. e

351. a

352. b

353. a, b, c, d

N° 306

TUMEURS DU POUMON, PRIMITIVES ET SECONDAIRES

354. Quelles sont les propositions exactes parmi les suivantes concernant l'épidémiologie du cancer du poumon ? (QRM)

a. Il s'agit du premier cancer en incidence chez l'homme et la femme
b. Il s'agit du premier cancer en termes de mortalité
c. Le cancer du poumon est à l'origine de 30 000 morts/an en France
d. L'incidence chez les femmes est stable
e. L'incidence est de 60 000 cas/an

355. Quelle est la survie à 5 ans d'un cancer du poumon ? (QRU)

a. 30 %
b. 5 %
c. 15 %
d. 40 %
e. 50 %

356. Quelles sont les affirmations exactes parmi les suivantes, concernant les facteurs de risque de cancer pulmonaire ? (QRM)

a. L'âge de début du tabagisme et la durée sont plus déterminants que l'intensité du tabagisme
b. L'arrêt du tabac diminue significativement le risque de cancer du poumon
c. Le tabagisme passif n'est que très rarement en cause chez les cancers des personnes non-fumeuses
d. L'amiante est un facteur de risque de cancer broncho-pulmonaire
e. L'amiante et le tabac ont un effet synergique

357. Concernant la physiopathologie du cancer pulmonaire quelles sont les propositions exactes ? (QRM)

a. L'expression des gènes proto-oncogènes est réprimée
b. Les gènes suppresseurs de tumeurs sont surexprimés
c. Une mutation unique peut suffire à induire un cancer
d. Le gène p53 est un proto-oncogène
e. Le gène du récepteur de l'EGF (epidermal growth factor) est un proto-oncogène

358. Concernant la physiopathologie générale du cancer, quelles sont les caractéristiques suivantes acquises au fur et à mesure des mutations par les cellules malignes ? (QRM)

a. résistance au signal d'apoptose
b. augmentation de la prolifération
c. augmentation de l'inhibition de contact
d. augmentation de l'ancrage à la matrice extracellulaire
e. augmentation des propriétés d'induction de vascularisation

359. Parmi les catégories de patients suivantes, quelles sont celles chez qui l'on retrouve fréquemment une mutation du récepteur de l'EGF ? (QRM)

a. Asiatique
b. Gros fumeur
c. Homme
d. Adénocarcinome
e. Exposition massive à l'amiante

360. Concernant la physiopathologie du cancer du poumon, quelles propositions sont exactes ? (QRM)

a. La principale substance mutagène contenue dans le tabac est la nicotine
b. L'accumulation des mutations dans les cellules malignes aboutit au phénotype de cellule immortelle
c. L'immunité antitumorale est capable de reconnaître les cellules cancéreuses grâce à des motifs antigéniques particuliers
d. La néovascularisation tumorale repose sur la sécrétion de VEGF (vascular endothelium growth factor)
e. La néovascularisation tumorale est optimisée pour irriguer au mieux l'ensemble de la masse tumorale

361. Quels marqueurs sont spécifiques du caractère neuro-endocrine des carcinomes à petites cellules ? (QRM)

a. Synaptophysine
b. CD56
c. CK7
d. TTF1
e. Chromogranine
f. CK20

362. Quels marqueurs parmi les suivants attestent du caractère primitif pulmonaire des adénocarcinomes ? (QRM)

a. CK7
b. TTF1
c. CK20
d. Neuron Specific Énolase (NSE)
e. Chromogranine

363. Quelles propositions parmi les suivantes sont exactes ? (QRM)

a. Les adénocarcinomes sont souvent des tumeurs proximales
b. Les carcinomes épidermoïdes ont fréquemment une localisation proximale
c. L'index mitotique des carcinomes à petites cellules est souvent d'intensité modérée comparée à celui des carcinomes épidermoïdes
d. Les carcinomes épidermoïdes ont une différenciation glandulaire
e. Les carcinomes à grande cellule sont indifférenciés

364. Quel type histologique de cancer est le plus fréquemment pourvoyeur de syndromes paranéoplasiques ? (QRU)

a. Carcinome à grandes cellules
b. Carcinome épidermoïde
c. Adénocarcinome
d. Carcinome à petites cellules
e. Carcinome sarcomatoïde

365. Quels sont parmi les symptômes et syndromes suivants ceux qui peuvent être révélateurs d'une compression locale par la tumeur ? (QRM)

a. Syndrome cave supérieur
b. Pleurésie
c. Syndrome de Pancoast-Tobias
d. Dysphonie
e. Tamponnade péricardique

366. Quels symptômes et signes parmi les suivants peut-on retrouver dans le tableau du syndrome de Pancoast-Tobias ? (QRM)

a. Lyse du premier arc costal
b. Névralgie cervico-brachiale C3-C4
c. Syndrome de Claude-Bernard-Horner homolatéral aux névralgies
d. Paralysie phrénique homolatérale
e. Hippocratisme digital

367. Dans quelles affections parmi les suivantes peut-on retrouver un hippocratisme digital ? (QRM)

a. Insuffisance respiratoire chronique
b. Cancer pulmonaire
c. Dilatations des bronches
d. Cirrhose
e. Insuffisance rénale terminale
f. Ostéoarthropathie hypertrophiante pneumique
g. Maladie périodique
h. Syndrome de Raynaud
i. Maladie de Berger
j. Cardiopathie rythmique
k. Hypoxémie chronique

368. Quels signes observe-t-on dans un syndrome de Claude-Bernard-Horner ? (QRM)

a. Diminution de la fente palpébrale homolatérale
b. Exophtalmie homolatérale
c. Exophtalmie controlatérale
d. Myosis bilatéral
e. Myosis homolatéral

369. Quelle structure anatomique pouvant être atteinte dans le cancer du poumon est à l'origine du syndrome de Claude-Bernard-Horner ? (QRU)

a. Colonne intermedialis de la moelle épinière
b. Rameau communiquant antérieur du nerf spinal
c. Ganglion stellaire
d. Ganglion trigemminé
e. Fibres parasympathiques du nerf III (oculo-moteur)

370. Concernant l'hypercalcémie associée aux cancers, quelles substances sécrétées par les cellules néoplasiques peuvent en être à l'origine ? (QRM)

a. Interleukine 1
b. Interleukine 6
c. Parathormone rp
d. Calcitonine recombinante
e. Di-hydro-corticostérone

371. Quels éléments parmi les suivants font partie du syndrome cave supérieur ? (QRM)

a. Céphalées
b. Hypertension artérielle
c. Œdème des membres inférieurs
d. Cyanose de la face
e. Myosis

372. Quelle substance sécrétée dans les cancers est responsable de l'anorexie souvent sévère que l'on observe au cours des cancers ? (QRU)

a. Cachexine
b. Lipocortine
c. Mélatonine
d. Synaptophysine
e. Leptine

373. Quels sont les trois diagnostics à évoquer devant des adénopathies médiastinales bilatérales et symétriques ? (QRM)

a. Cancer broncho-pulmonaire
b. Lymphome
c. Polyarthrite rhumatoïde
d. Tuberculose
e. Sarcoïdose

374. Parmi les pneumoconioses suivantes, laquelle peut induire des adénopathies ? (QRM)

a. Asbestose
b. Silicose
c. Berylliose
d. Sidérose
e. Fibrose pulmonaire due à l'exposition au graphite

375. Quelles complications neurologiques paranéoplasiques peut-on rencontrer au cours des cancers du poumon ? (QRM)

a. Syndrome de Lambert-Eaton
b. Polyneuropathie de Denny-Brown
c. Syndrome des anti-Hu
d. Syndrome des anti-synthétases
e. Syndrome de Devic

376. Quelles caractéristiques présente le dépistage du cancer du poumon jusqu'à présent ? (QRM)

a. Dépistage de masse
b. Individuel
c. Gratuit
d. Ciblant la population générale
e. Efficace sur la mortalité par cancer du poumon

377. Quel examen serait recommandé selon vous pour effectuer le dépistage du cancer du poumon ? (QRU)

a. Radiographie thoracique
b. Scanner thoracique multibarettes
c. Scanner thoracique basse dose
d. Tomographie par émission de positons
e. Cytologie d'aspiration bronchique par fibroscopie

378. Selon l'étude NLST, à quelle fréquence devrait avoir lieu ce dépistage ? (QRU)

a. Tous les six mois
b. Annuelle
c. Tous les deux ans
d. Tous les trois ans
e. Tous les cinq ans

379. À quelle population cible doit s'appliquer le dépistage ? (QRM)

a. Seulement les hommes
b. Âge de 55 à 74 ans
c. Plus de 50 paquets années en cumulé
d. Tabagisme sevré depuis 15 ans au maximum
e. Plus de 30 paquets années en cumulé

380. Quels examens doivent selon vous nécessairement faire partie du bilan d'extension d'un cancer du poumon ? (QRM)

a. Scintigraphie osseuse
b. Tomographie par émission de positions
c. Scanner abdomino-pelvien injecté
d. Biopsie ostéo-médullaire
e. Imagerie cérébrale
f. Fibroscopie bronchique
g. Panendoscopie ORL et œsophagienne

381. Quels examens parmi les suivants doivent nécessairement être réalisés en cas de cancer de stade IB ? (QRM)

a. Tomographie par émission de positons
b. IRM médiastinale
c. Médiastinoscopie
d. Scanner basse dose corps entier (Body-Scan)
e. IRM cérébrale

382. Quels examens parmi les suivants sont utiles au bilan d'opérabilité ? (QRM)

a. Échocardiographie transthoracique
b. IRM médiastinale
c. Exploration fonctionnelle respiratoire
d. Scintigraphie de ventilation/perfusion
e. Épreuve d'effort

Énoncé pour les questions 383 à 385

Un patient de 55 ans chez qui on vient de diagnostiquer récemment un adénocarcinome localisé au lobe supérieur droit est présenté en consultation au chirurgien thoracique avec ses résultats de bilan préopératoire.

383. Quel paramètre du bilan pré-opératoire est le plus important pour déterminer la faisabilité d'une lobectomie du point de vue fonctionnel ? (QRU)

a. Capacité pulmonaire totale (CPT)
b. Volume expiré maximal en une seconde (VEMS)
c. Capacité vitale forcée (CVF)
d. Fraction d'éjection ventriculaire gauche
e. Part de la ventilation du lobe supérieur droit dans la ventilation pulmonaire totale à la scintigraphie

384. Le VEMS est à 1 200 ml. Quel est le VEMS post-opératoire prédit en cas de lobectomie supérieure droite ? (QRU)

a. 1 000 ml
b. 900 ml
c. 850 ml
d. 725 ml
e. 600 ml

385. **D'après vous, étant donné la réponse à la question précédente, quel est le statut du cancer de ce patient ?** (QRU)

a. Résécable opérable
b. Résécable non opérable
c. Non résécable non opérable
d. Définitivement incurable
e. Inaccessible à une prise en charge loco-régionale

386. **Parmi les images suivantes, quel est l'aspect radiologique typique d'un carcinome bronchiolo-alvéolaire (encore appelé adénocarcinome lépidique) ?** (QRU)

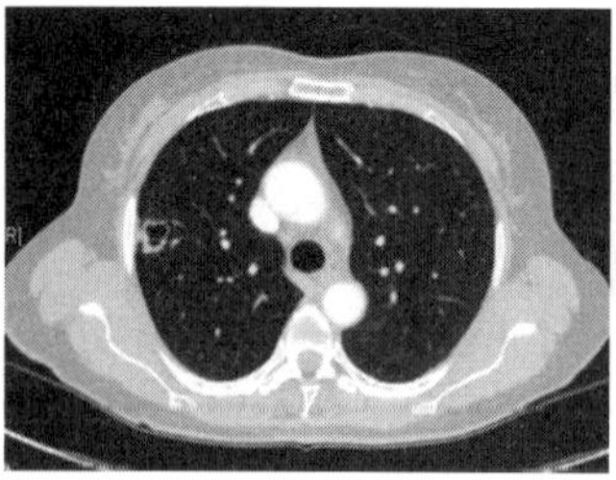

a.

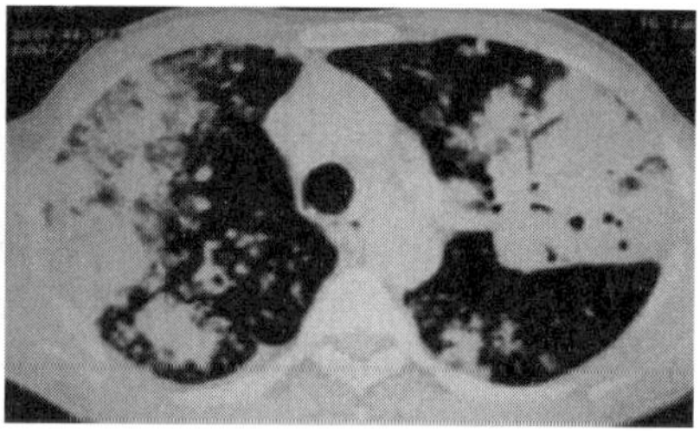

b.

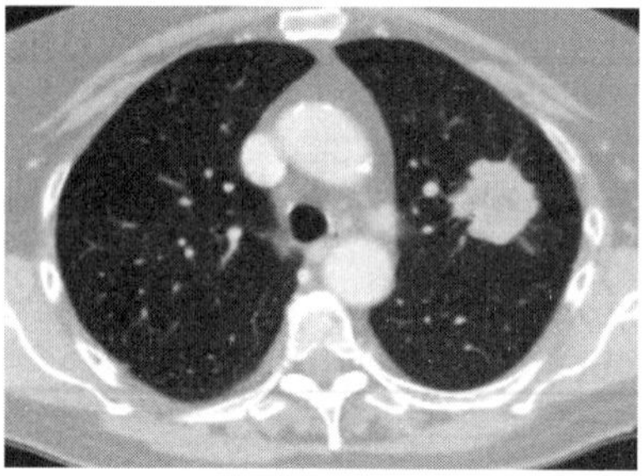

c.

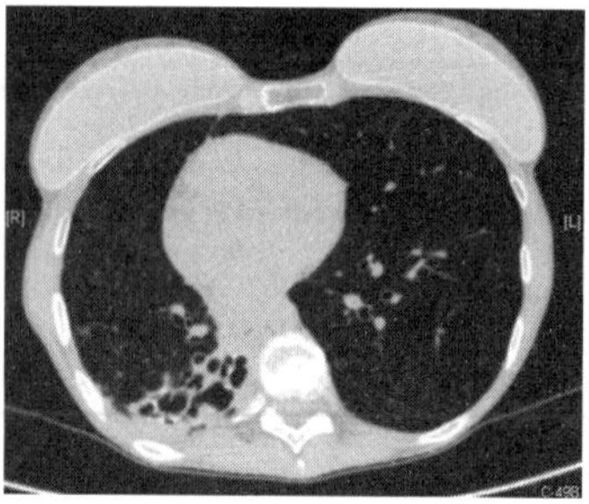

d.

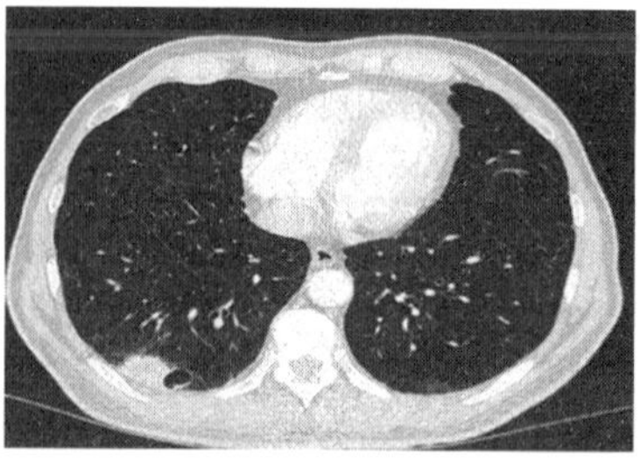

e.

387. Comment caractériseriez-vous l'image de la photo suivante prise au cours d'une fibroscopie bronchique ? (QRM)

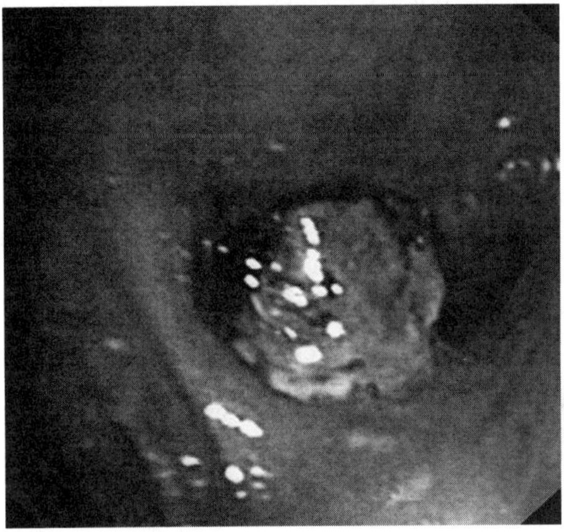

a. Aspect de compression extrinsèque
b. Masse endobronchique
c. Masse pédiculée
d. Masse bourgeonnante
e. Masse nécrotique

388. Parmi les éléments suivants, quels sont ceux qui constituent une contre-indication à la réalisation de biopsies sous fibroscopie ? (QRM)

a. Traitement antiagrégant plaquettaire par aspirine
b. Traitement antiagrégant plaquettaire par clopidogrel
c. Traitement anticoagulant par antivitamine-K
d. Oxygénodépendance à 12 l/min.
e. Hyperthermie > 40 °C

389. Parmi les conduites à tenir suivantes vis-à-vis des antithrombotiques en cas de fibroscopie bronchique avec prélèvements histologiques, quelles sont les mesures adaptées ? (QRM)

a. Arrêt du clopidogrel au moins cinq jours avant et substitution par de l'aspirine temporairement après avis cardiologique
b. Arrêt du clopidogrel au moins 14 jours avant et substitution par de l'aspirine temporairement après avis cardiologique
c. Arrêt des anti-vitamines K la veille de l'examen sans relai
d. Arrêt des anti-vitamines K une semaine avant et relai avec de l'héparine
e. Contre-indication absolue aux biopsies dans tous les cas

390. Quel est l'événement indésirable majeur pouvant survenir au cours d'une ponction transpariétale à l'aiguille ? (QRU)

a. Pneumothorax
b. Hémothorax
c. Chylothorax
d. Fracture costale
e. Pneumopathie iatrogène

391. À quelle fréquence les ponctions transpariétales à l'aiguille provoquent-elles des pneumothorax ? (QRU)

a. 30 %
b. 20 %
c. 15 %
d. 10 %
e. < 5 %

392. Parmi les manifestations suivantes, quels sont les effets indésirables qui peuvent faire suite à une fibroscopie bronchique ? (QRM)

a. Désaturation isolée
b. Hyperthermie isolée
c. Hémoptysies
d. Pneumothorax
e. Fausses routes

393. Quel facteur moléculaire est en cause dans la physiopathologie de l'hippocratisme digital ? (QRU)

a. EGF
b. VEGF
c. PDGF
d. Ion superoxyde
e. IGF-1

394. L'écho-endoscopie bronchique permet d'effectuer, en plus de ce que permet la fibroscopie simple : (QRM)

a. Staging ganglionnaire
b. Des cytoponctions transbronchiques ganglionnaires
c. Des biopsies bronchiques simples
d. Des brossages distaux protégés
e. Des lavages bronchiolo-alvéolaires

395. La fibroscopie bronchique simple permet d'effectuer : (QRM)

a. Des cytoponctions transbronchiques ganglionnaires à l'aveugle
b. Des biopsies bronchiques de processus tumoraux distaux
c. Des brossages distaux protégés
d. Des biopsies pleurales
e. Des biopsies de processus tumoraux médiastinaux antérieurs

396. La ponction transpariétale thoracique à l'aiguille : (QRM)

a. Est utiles pour les biopsies de processus tumoraux pulmonaires distaux
b. Peut permettre de biopsier des masses du médiastin antérieurs
c. Permet d'accéder à des tumeurs broncho-pulmonaires proximales
d. Est guidée par un scanner
e. Se fait sous anesthésie générale

397. Concernant les méthodes de prélèvements à visée diagnostique de processus tumoraux du thorax, quelles sont les propositions exactes ? (QRM)

a. La thoracoscopie est une méthode chirurgicale qui permet de biopsier la plèvre
b. Les biopsies chirurgicales ne sont jamais indiquées
c. Une lobectomie à visée diagnostique peut parfois être envisagée
d. La médiastinoscopie peut permettre de biopsier des adénopathies du médiastin moyen
e. Un brossage bronchique distal protégé ou une cytologie d'aspiration bronchique par fibroscopie bronchique peuvent être suffisants pour établir un diagnostic de carcinome broncho-pulmonaire

398. D'après la photo suivante, quel est le stade TNM de cet adénocarcinome broncho-pulmonaire ? (QRU)

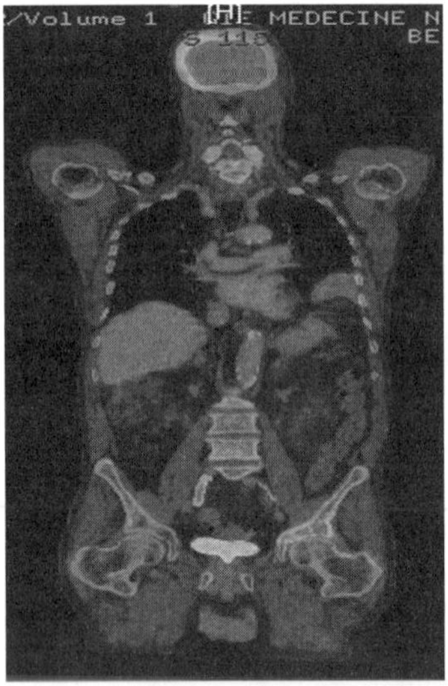

a. Stade I
b. Stade II
c. Stade III
d. Stade IV
e. Stade V

399. Quel est le stade T de la classification TNM d'un carcinome épidermoïde de 4 cm situé sur la partie proximale de la bronche souche gauche ? (QRU)

a. T1
b. T2a
c. T2b
d. T3
e. T4

400. Concernant la classification TNM du cancer du poumon, quelles sont les propositions vraies ? (QRM)

a. Un ganglion sous carénaire marque un stade N2
b. Une nodule pulmonaire controlatéral marque un stade T4
c. Un épanchement pleural néoplasique marque un stade IV
d. Une tumeur distale de moins de 3 cm est un stade T1
e. Une atteinte de la plèvre viscérale marque un stade T2

401. Quelle classification générale est fondamentale pour évaluer l'aptitude du patient à recevoir un traitement curatif, quelque soit sa nature ? (QRU)

a. Score BODE
b. Score PS (performance status de l'OMS)
c. Mini Mental Score (MMS)
d. Mini Nutritional Assesment (MNA)
e. Échelle de de dyspnée MMRC (Modified Medical Research Council)

402. Parmi les traitements suivants, quels sont ceux qui font partie de l'arsenal thérapeutique curatif des carcinomes bronchiques non à petites cellules ? (QRM)

a. Radiothérapie stéréotaxique
b. Lobectomie
c. Pneumectomie
d. Chimiothérapie
e. Radiofréquences

403. Quel traitement complémentaire à la chirurgie est proposé de façon générale en cas de stade II (A ou B), opérable (et résécable) ? (QRU)

a. Radiothérapie corps entier prophylactique post-opératoire
b. Radiothérapie stéréotaxique adjuvante
c. Radiothérapie stéréotaxique néo-adjuvante
d. Chimiothérapie néo-adjuvante
e. Chimiothérapie adjuvante

404. Quels éléments doivent toujours faire partie de la prise en charge d'un carcinome épidermoïde de stade IA opérable ? (QRM)

a. Lobectomie
b. Curage ganglionnaire
c. Radiothérapie
d. Chimiothérapie néo-adjuvante
e. Chimiothérapie adjuvante

405. Quels sont les principes de base de la chimiothérapie conventionnelle des carcinomes bronchiques ? (QRM)

a. À base de poisons du fuseau
b. À base de sels de platine
c. Doublet
d. Triplet
e. Présence obligatoire d'un inhibiteur de la tyrosine kinase

406. Quelles mutations que l'on peut retrouver dans certaines tumeurs sont accessibles à un traitement par inhibiteur de la tyrosine kinase ? (QRM)

a. EGFR
b. ALK
c. p53
d. RAF
e. K-RAS

407. Quelles molécules sont indiquées en prise en charge en première ligne pour un adénocarcinome pulmonaire stade IV avec mutation du récepteur de l'EGF ? (QRM)

a. Erlotinib
b. Cisplatine
c. Gefitinib
d. Pemetrexed
e. Crisotinib

408. Quels éléments doivent systématiquement faire partie d'une prise en charge curative d'un carcinome broncho-pulmonaire ? (QRM)

a. Réunion de concertation pluridisciplinaire
b. Plan personnalisé de soins
c. Soins de support
d. Consultation d'annonce dédiée
e. Prise en charge psychiatrique

409. Quelles sont les options thérapeutiques en cas de carcinome pulmonaire à petites cellules endothoracique ? (QRM)

a. Chimiothérapie
b. Chirurgie
c. Radiothérapie séquentielle à la chimiothérapie
d. Radiothérapie concomitante à la chimiothérapie
e. Radiothérapie seule

410. Quelles sont les options thérapeutiques en cas de carcinome à petites cellules avec diffusion extra-thoracique ? (QRU)

a. Chimiothérapie
b. Radiothérapie concomitante à la chimiothérapie curative
c. Radiothérapie thoracique seule
d. Curiethérapie
e. Lobectomie et métastasectomie en cas de métastase unique

411. **Quels traitements parmi les suivants peuvent être spécifiquement indiqués en cas de métastase osseuse symptomatique ? (QRM)**

a. Bisphosphonates
b. Chirurgie
c. Radiothérapie antalgique
d. Anti-inflammatoires non stéroïdiens
e. Corticoïdes

412. **Quels sont les effets pharmacologiques des bisphosphonates parmi les suivants ? (QRM)**

a. Anti-tumoral
b. Antalgique
c. Stimulation de l'activité ostéoclastique
d. Diminution du risque fracturaire
e. Hypercalcémiant

413. **En soins palliatifs, quels traitements parmi les suivants peuvent être indiqués pour soulager une dyspnée ? (QRM)**

a. Morphiniques
b. Midazolam
c. Corticoïdes
d. Agonistes muscariniques
e. Intubation/ventilation

Énoncé pour les questions 414 et 415

Un patient de 52 ans suivi dans votre service pour un adénocarcinome stade IV (métastases cérébrales asymptomatiques jusque-là), est admis aux urgences pour des troubles de la marche d'apparition soudaine depuis 24 heures. L'examen clinique retrouve un signe de Babinski bilatéral et une paraparésie. Le score de Glasgow est à 15 et les pupilles symétriques et réactives.

414. Quels sont parmi les diagnostics suivants les deux plus probables ? (QRM)

a. Engagement amygdalien
b. Engagement temporal
c. Polynévrite paranéoplasique de Denny-Brown
d. Épidurite métastatique
e. Tassement vertébral pathologique compressif

415. L'imagerie médullaire confirme une épidurite. Quelles options thérapeutiques urgentes s'offrent à vous ? (QRM)

a. Traitement anti-œdémateux (mannitol et corticothérapie intraveineux)
b. Kyphoplastie
c. Radiothérapie
d. Laminectomie décompressive
e. Chimiothérapie

416. **Quel est le diagnostic radiologique correspondant à la radiographie thoracique ci-dessous ? (QRU)**

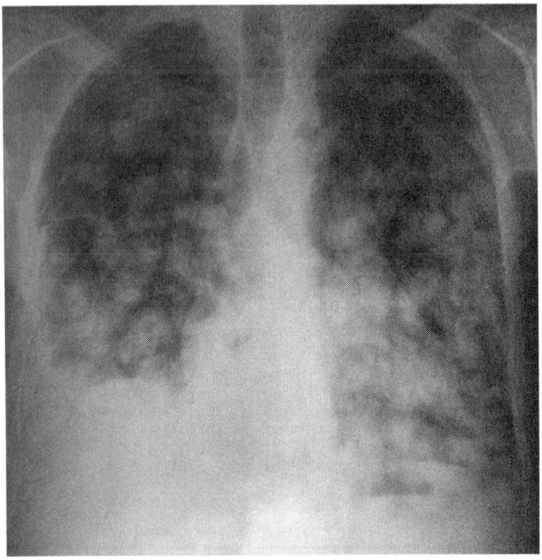

a. Micronodules diffus
b. Lymphangite carcinomateuse
c. Œdème aigu pulmonaire cardiogénique
d. Lâcher de ballon
e. Pneumothorax droit

417. **Quelles sont les caractéristiques radiologiques classiquement décrites des métastases pulmonaires ? (QRM)**

a. Rondes
b. Spiculées
c. Irrégulières
d. Isolées
e. Non calcifiées

418. Vous venez de découvrir fortuitement chez un patient de 54 ans tabagique à 34 paquets-années un nodule pulmonaire solitaire sur un scanner thoracique que voici. Quel examen à visée diagnostique est ici le plus adapté ? (QRU)

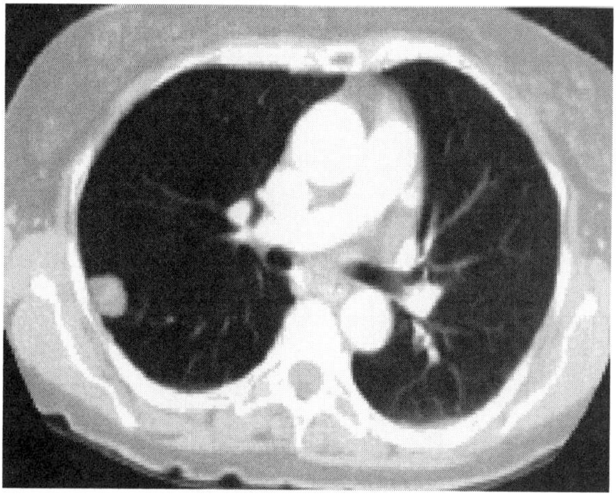

a. Fibroscopie bronchique avec biopsies transbronchiques
b. Ponction transpariétale à l'aiguille
c. Tomographie par émission de positons
d. Thoracoscopie diagnostique
e. Échoendoscopie trachéo-bronchique

419. Le compte rendu histologique de votre prélèvement précise qu'il s'agit d'un adénocarcinome TTF1 négatif, CK7 négatif dont on ne peut affirmer l'origine pulmonaire primitive. Quel est l'examen le plus adapté parmi les suivants pour vous mettre sur la voie du diagnostic du cancer primitif ? (QRU)

a. Scintigraphie pulmonaire
b. Biopsie de prostate
c. Coloscopie
d. Marqueurs tumoraux digestifs (ACE, Ca 19.9)
e. Tomographie par émission de positons

420. **Quelles caractéristiques parmi les suivantes sont en faveur d'un épanchement pleural néoplasique ? (QRM)**

a. Transsudat
b. Dosage de LDH pleural à 10 UI/l
c. Protides pleuraux à 26 g/l et protides sanguins à 40 g/l
d. Bilatéral
e. Hémorragique

Corrections

354. b, c

355. c

356. a, b, d, e

357. c, e

358. a, b, e

359. a, d

360. b, c, d

361. a, b, e

362. a, b

363. b, e

364. d

365. a, c, d

366. a, c

367. a, b, c, d, f, k

368. a, e

369. c

370. b, c

371. a, d

372. a

373. b, d, e

374. b, c

375. a, b, c

376. b, e

377. c

378. b

379. b, d, e

380. c, e, f

381. a, e

382. a, c, d, e

383. b

384. b

385. b

386. b

387. b, d, e

388. b, c, d

389. a, d

390. a

391. b

392. a, b, c, d, e

393. b

394. a, b

395. a, c

396. a, b, d

397. a, c, d, e

398. d

399. d

400. a, c, d, e

401. b

402. a, b, c, d

403. e

404. a, b

405. b, c

406. a, b

407. a, c

408. a, b, c, d

409. a, c, d

410. a

411. a, b, c, d

412. a, b, d

413. a, b, c

414. d, e

415. a, c, d, e

416. d

417. a, e

418. b

419. e

420. c, e

▶ N° 356

PNEUMOTHORAX

421. Quelles situations parmi les suivantes sont associées à une gravité immédiate particulière d'un pneumothorax ? (QRM)

a. Pneumothorax bilatéral
b. Pneumothorax compressif
c. Pneumothorax complet
d. Pneumothorax spontané
e. Insuffisance respiratoire chronique

422. Quelle est la complication majeure d'un pneumothorax compressif ? (QRU)

a. Insuffisance respiratoire aiguë
b. Insuffisance ventilatoire
c. Enkystement
d. Surinfection
e. Tamponnade gazeuse

423. Quelles anomalies cliniques sont associées à un pneumothorax ? (QRM)

a. Augmentation des vibrations vocales
b. Diminution des vibrations vocales
c. Tympanisme
d. Matité
e. Augmentation du murmure vésiculaire

424. Quel est l'examen paraclinique de première intention pour le diagnostic de certitude de pneumothorax ? (QRU)

a. Radiographie pulmonaire en inspiration
b. Radiographie pulmonaire en expiration
c. Scanner thoracique
d. Radioscopie thoracique
e. Exsufflation à l'aiguille

425. Un grand pneumothorax correspond à : (QRU)

a. Un décollement sur toute la ligne axillaire
b. Un pneumothorax complet
c. Un pneumothorax grave
d. Un pneumothorax bilatéral
e. Un pneumothorax compressif

426. Quels signes parmi les suivants sont évocateurs de tamponnade gazeuse ? (QRM)

a. Turgescence jugulaire
b. Crépitants bibasaux
c. Hypotension artérielle
d. Marbrures
e. Temps de recoloration cutané > 3 secondes

427. Quel est le taux de récidive d'un pneumothorax après un premier épisode ? (QRU)

a. 10 %
b. 20 %
c. 30 %
d. 50 %
e. 60 %

428. Quels critères parmi les suivants doivent être nécessairement associés pour l'abstention thérapeutique dans la prise en charge d'un pneumothorax ? (QRM)

a. Décollement < 2 cm sur la ligne axillaire
b. Décollement < 4 cm sur la ligne axillaire
c. Asymptomatique
d. Condition socio-économique défavorable
e. Patient vivant à proximité d'un hôpital

429. Quel est le traitement immédiat en première intention des pneumothorax compressifs ? (QRU)

a. Abstention thérapeutique
b. Drainage chirurgical en urgence
c. Drainage médical en urgence
d. Exsufflation à l'aiguille
e. Pleurectomie en urgence

430. Concernant l'exsufflation à l'aiguille quelles sont les propositions vraies ? (QRM)

a. Elle ne nécessite pas d'anesthésie locale
b. Elle nécessite une mise au bocal
c. La voie d'abord concerne le 4e ou le 5e espace intercostal
d. La voie d'abord concerne le 2e ou le 3e espace intercostal
e. La voie d'abord peut être axillaire

431. Quels sont les repères anatomiques pour le drainage d'un pneumothorax ? (QRU)

a. 5e ou 6e espace intercostal
b. 4e ou 5e espace intercostal
c. Ligne axillaire antérieure
d. Ligne medio-claviculaire
e. Ligne axillaire postérieure

432. **Quels éléments parmi les suivants indiquent le drainage d'un pneumothorax en première intention ? (QRM)**

a. Pneumothorax bilatéral
b. Pleurésie associée
c. Grand pneumothorax
d. Pneumothorax secondaire
e. Pneumothorax par barotraumatisme sous ventilation mécanique

433. **Quel examen ne devez-vous pas oublier dans le cadre du bilan étiologique d'un pneumothorax inaugural ? (QRU)**

a. Scanner thoracique
b. Radiographie thoracique
c. Scintigraphie pulmonaire
d. Gaz du sang artériels
e. Exploration fonctionnelle respiratoire

434. **Patient de 48 ans, BPCO, 3e épisode de pneumothorax, 1er épisode controlatéral au 1er. Que proposez-vous pour prévenir les récidives ? (QRU)**

a. Pleurodèse
b. Pneumectomie
c. Abstention thérapeutique
d. Drainage à demeure
e. Ventilation non invasive nocturne

435. **Quel délai après recollement de la plèvre conseillez-vous à un patient pour prendre l'avion ? (QRU)**

a. Aucun
b. Une semaine
c. Trois semaines
d. Six semaines
e. Trois mois

Corrections

421. a, b, e

422. e

423. b, c

424. a

425. a

426. a, c, d, e

427. c

428. a, c, e

429. d

430. d

431. b

432. a, b, d, e

433. a

434. a

435. c

Cas cliniques généraux

Énoncé pour question 436 et 437

Patiente de 27 ans, antillaise, altération de l'état général depuis 1 mois. Dyspnée d'effort associée.

La fibroscopie normale et la microbiologie complète négative. IDR négative. Biologie NF GB 4,5 g/l, Hb 11,8 g/dl, VGM 83 fl, plaquettes 500 g/l, ASAT et ALAT normales, Na + = 136 mEq/l, K + 4,5 mEq/l, calcium 2,34 mmol/l, ECA 2 N. Le scanner thoracique est le suivant :

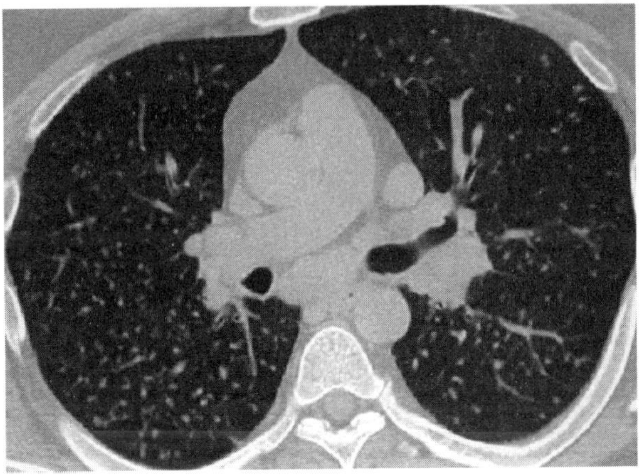

436. Quelle lésion radiologique élémentaire retrouvez-vous sur ce scanner thoracique ? (QRU)

a. Nodules
b. Micronodules
c. Masse
d. Verre dépoli
e. Condensations alvéolaires

437. **Quel est le diagnostic le plus probable ? (QRU)**

a. Tuberculose
b. Sarcoïdose
c. Lymphome
d. Aspergillose
e. Pneumocystose

438. **Concernant le scanner thoracique suivant, quelles propositions font correspondre la lettre apparaissant sur l'image avec son organe thoracique correct ? (QRM)**

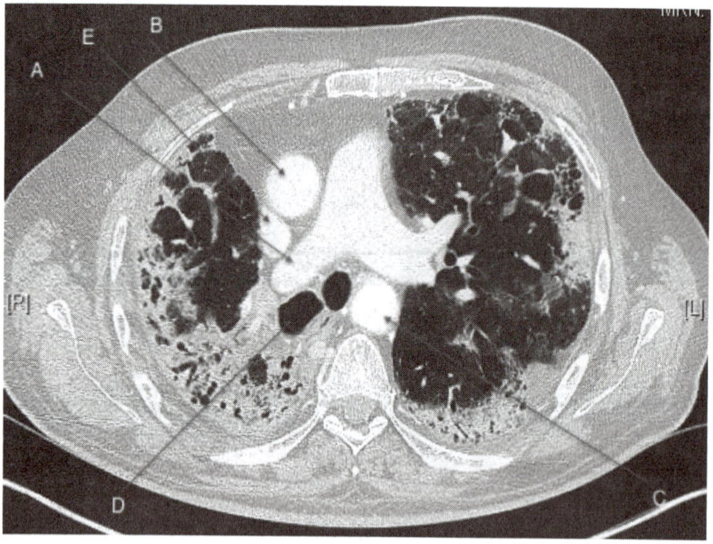

a. Artère pulmonaire gauche
b. Veine cave supérieure
c. Aorte descendante
d. Bronche souche droite
e. Aorte ascendante

Énoncé pour les questions 439 à 441

Homme de 72 ans, en cours de traitement par chimiothérapie pour un carcinome à petites cellules du lobe inférieur droit. Admis aux urgences pour dyspnée. Pas de signe de détresse respiratoire aiguë. Il est apyrétique, n'a pas de douleur thoracique et présente quelques crachats teintés de sang. TA 124/76 mmHg, FC 145/min., fréquence respiratoire 21/min., saturation 89 % en air ambiant. Auscultation libre dans les deux champs pulmonaires. Radiographie thoracique ci-dessous :

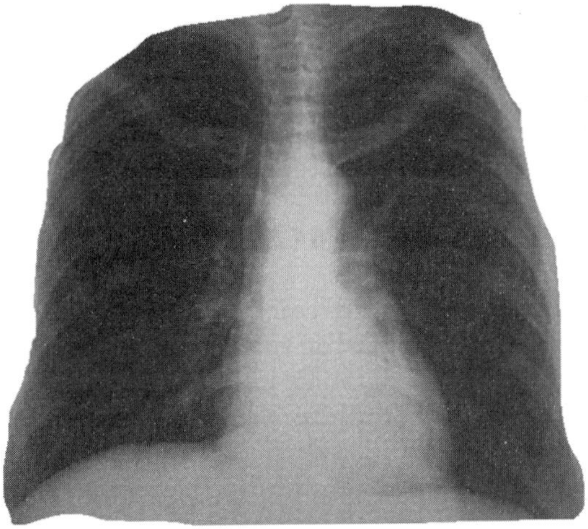

439. Quel est le diagnostic le plus probable ? (QRU)

a. Pneumopathie infectieuse
b. Décompensation cardiaque
c. Pneumothorax
d. Pseudo-asthme cardiaque
e. Embolie pulmonaire

440. Selon le score de Wells quelle est la probabilité clinique d'embolie pulmonaire dans le cas décrit à la question précédente ? (QRU)

a. Complètement exclue
b. Certaine
c. Intermédiaire
d. Forte
e. Faible

441. De combien est ce score ? (QRU)

a. 0
b. 2,5
c. 6,5
d. 8
e. 10

Énoncé pour question 442 et 443

Patiente de 26 ans, toux chronique tenace depuis plusieurs mois, résultats de l'EFR : rapport de Tiffeneau à 0,6, VEMS 3,9 l soit 61 %, VEMS post-bronchodilatation 4,7 l soit 75 %, CVF 6 l soit 71 % de la norme, CPT 7,8 l soit 136 %, DLCO 95 %.

442. Quels sont vos diagnostics ? (QRM)

a. Trouble ventilatoire obstructif réversible
b. Trouble ventilatoire obstructif non réversible
c. Syndrome restrictif
d. Trouble de diffusion
e. Distension thoracique

443. **Au regard des résultats à la question précédente, quel est le diagnostic le plus probable ? (QRU)**

a. Asthme
b. BPCO
c. Emphysème
d. Coqueluche
e. Hyperréactivité bronchique simple

▶ Énoncé pour question 444 et 445

Patiente de 34 ans, suivie pour asthme persistant. DEP de base 380 l/min. Admise aux urgences pour détresse respiratoire aiguë avec polypnée à 33/min., saturation 91 % sous 8 l/min. d'oxygène, tension artérielle 133/86 mmHg, fréquence cardiaque à 123 bpm, hyperthermie 38,1 °C. Tirage sus-sternal. DEP 134 l/ min. La patiente ne peut quasiment plus parler. Sibilants diffus à l'auscultation.

444. **Quel est le diagnostic le plus probable ? (QRU)**

a. Crise d'asthme aigu grave
b. Pseudo-asthme cardiaque
c. Sténose trachéale
d. Crise d'asthme modérée
e. Embolie pulmonaire

445. **Quels éléments votre traitement d'urgence devra-t-il comporter ? (QRM)**

a. Recours à la ventilation invasive mécanique systématique au vu de la gravité du tableau
b. Bronchodilatateurs de courte durée d'action en nébulisation
c. Omalizumab
d. Oxygénothérapie haut débit
e. Corticoïdes intraveineux
f. Antibiothérapie systématique
g. Sulfate de magnésium

446. **Un patient de 56 ans, fumeur à 45 paquets-années non sevré vous est adressé en consultation pour dyspnée d'effort. L'EFR retrouve : VEMS/CVF = 0,45, VEMS = 2,34 l (45 %), CVF = 5,2 l (53 %), CPT 6,7 l (115 %), DLCO 45 %. Quels sont vos diagnostics ?**

a. Insuffisance cardiaque diastolique
b. Insuffisance respiratoire chronique
c. Emphysème
d. BPCO
e. Syndrome restrictif

447. **Homme de 27 ans, tabagique, dyspnée et douleur thoracique brutales. Radiographie pulmonaire ci-dessous. Quel est le diagnostic le plus probable ?**

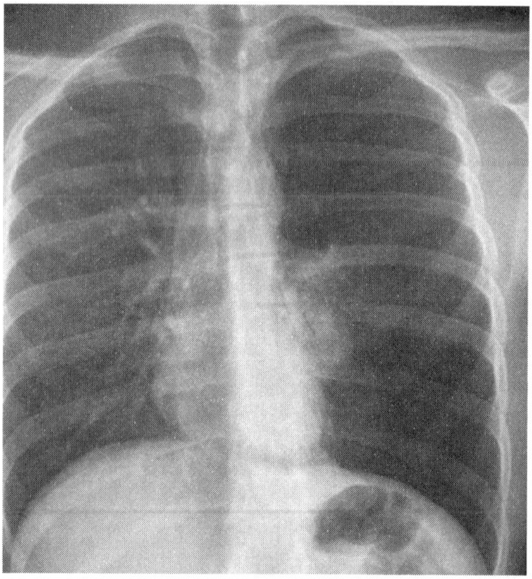

a. Embolie pulmonaire
b. Pneumothorax droit
c. Pneumothorax gauche
d. Syndrome de détresse respiratoire aiguë
e. Crise d'asthme aiguë grave

448. **Quel est le diagnostic que vous pouvez poser avec la radiographie suivante ?**

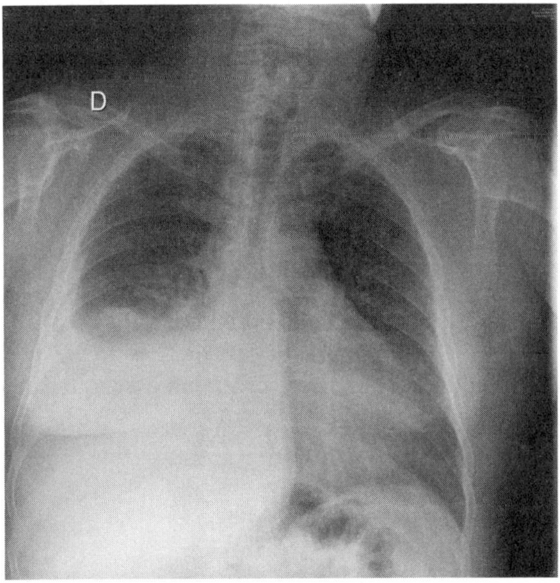

a. Mésothéliome droit
b. Pleurésie droite
c. Pneumothorax gauche
d. Pneumopathie droite
e. Embolie pulmonaire

449. **Patient de 52 ans, 105 kg (BMI 32 kg/m^2) céphalées matinales intenses, sensation d'étouffement la nuit. La polygraphie retrouve des apnées avec un index d'apnées/hypopnées à 28. Gaz du sang en journée : pH = 7,37, pO_2 = 63 mmHg, pCO_2 = 55 mmHg, bicarbonates 32 mEq/l. Exploration fonctionnelle respiratoire : VEMS/CVF = 0,62, VEMS = 3,6 l (soit 59 % de la norme), CPT 5,2 l (105 % de la norme). Quel est votre diagnostic ? (QRU)**

a. Syndrome d'apnées du sommeil isolé
b. Overlaps syndrome
c. Syndrome restrictif de l'obèse
d. Syndrome d'hypoventilation-obésité
e. Bronchopathie chronique obstructive

450. **Quel est le diagnostic le plus probable à évoquer devant cette radiographie ?**

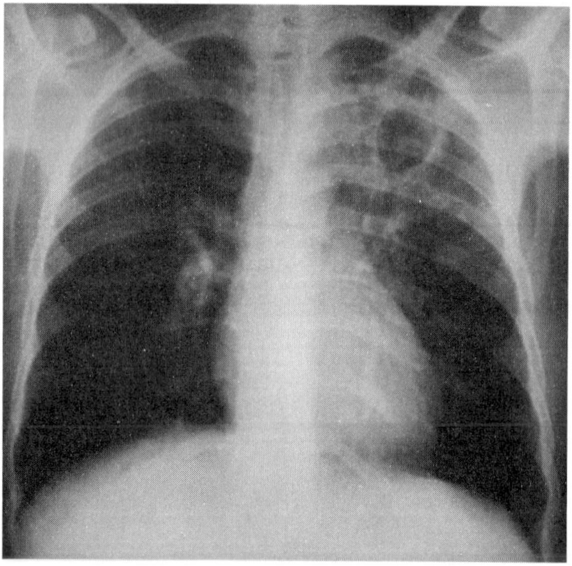

a. Abcès pulmonaire
b. Tuberculose
c. Pneumopathie à pneumocoque
d. Sarcoïdose
e. Pneumocystose

Corrections

436. b

437. b

438. c, d

439. e

440. d

441. c

442. a, e

443. a

444. a

445. b, d, e, g

446. c, d

447. c

448. b

449. d

450. b

Achevé d'imprimer en août 2015
N° d'impression 1507.0539
Dépôt légal, août 2015
Imprimé en France